50 secretos de belleza

para verse más joven

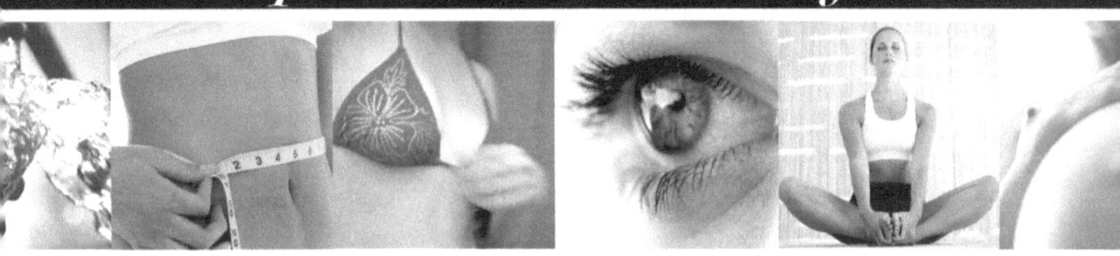

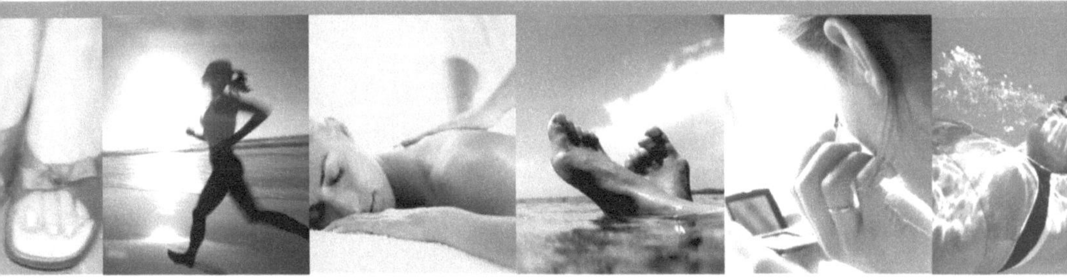

Verónica Lanz

Verónica Lanz

50 secretos para verse más joven.

1. Cuidado del Cuerpo. I. Título

Este libro es informativo. Ante cualquier duda consulte a su médico de confianza.

índice

Introducción

La prolongación de la juventud y la búsqueda de la belleza
perpetua fueron temas que han desvelado a la humanidad
en diferentes etapas de la historia. Esos deseos se tomaron
de la mano de la evolución de la medicina y del descubri-
miento de que determinadas rutinas eran beneficiosas para
el cuerpo. Se fueron desarrollando productos, técnicas y
costumbres que brindan la posibilidad de retardar las huellas del paso del tiempo y de hacer que el aspecto joven sea
más duradero.

Esos cuidados no son sólo estéticos y corporales, sino que
incluyen un perfecto y armonioso estado de salud. La sensación de belleza y bienestar corporal se transmite a la autoestima y mejora las condiciones psicológicas para desempe-
ñar una vida más plena.

En la actualidad disponemos de innumerables posibilidades para retrasar el envejecimiento y vernos más jóvenes frente al espejo.

No sólo cremas, masajes o cirugías pueden ser nuestros aliados en esta tarea. Hoy sabemos que la actividad física, las dietas y una vida ordenada purifican nuestro cuerpo desde el interior para que podamos vernos más saludables.

Este libro ofrece una selección de los 50 consejos más efectivos para vivir más plenamente: técnicas de maquillaje, protección de la piel, cuidado corporal, rutinas de ejercicios y dietas adecuadas.

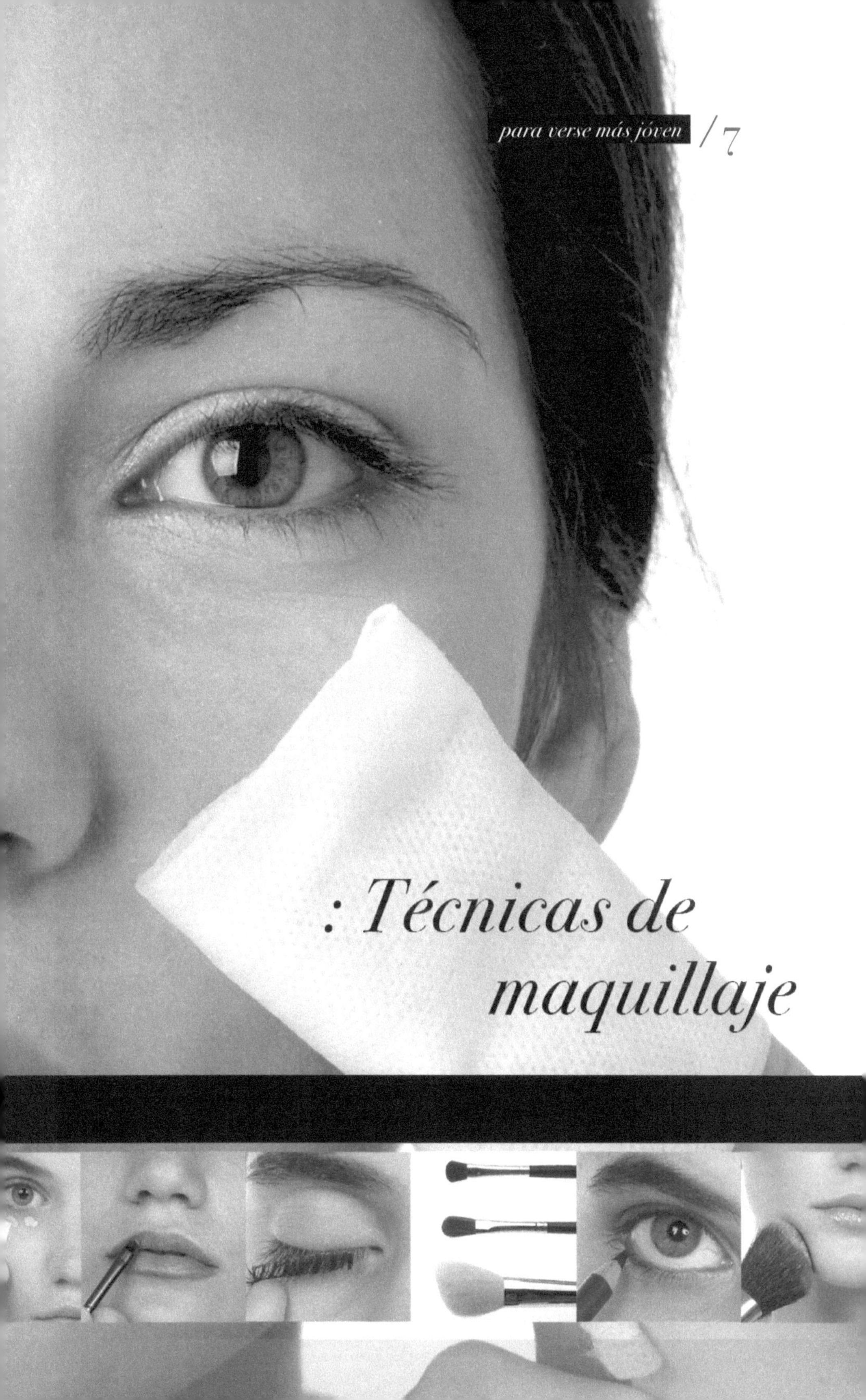

: Técnicas de
maquillaje

Técnicas de maquillaje

1 - *Las bases de maquillaje*

La base se emplea para emparejar el color, la apariencia y la textura de la piel, logrando que aparezca más luminosa y seductora. Están destinadas a neutralizar, unificar y conservar el matiz de nuestra piel, emparejándolo y tornándolo más luminoso. Y lo mejor que podemos conseguir es estar maquilladas sin que se note, es decir, que nuestra piel parezca fantástica como por naturaleza, y no porque nosotras la hemos ayudado un poquito.

Existen distintas presentaciones de bases para cada tipo de piel. Si tenemos piel normal o seca, podemos usar una base que contenga productos emolientes; si es grasa, lo mejor es elegir una a base de agua, no aceitosa; en caso de que tengamos cutis de tipo mixto, debemos experimentar y determinar cuál es la mejor según la distribución de las áreas grasas de nuestra piel.

Para realizar un correcto uso de las bases, rejuvenecernos y sentirnos más bellas con su uso, tengamos en cuenta los siguientes tips:

• Debemos colocarnos una base extremadamente liviana si poseemos un cutis claro, sin manchas ni granitos. Para cubrir las imperfecciones podemos probar con una más espesa para dar uniformidad tanto a la superficie como al color.

• Recomendamos, no obstante, no utilizar bases de consistencia pesada, porque tienden a mostrar nuestra piel más envejecida, marcando más las líneas de expresión.

• Para piel normal usar las bases que no contienen ingredientes emolientes ni oleosos.

• En los cutis secos emplear las ricas en emolientes que evitan la pérdida de humedad.

• Para los cutis grasos o mixtos las mejores son las bases humectantes líquidas que controlan el exceso de grasa.

• Recordar que los tonos oscuros y mates hunden y minimizan el área donde se aplican. Contrariamente, las bases de colores claros y brillantes destacan las zonas en donde son aplicados.

• El color de la base debe ser lo más parecido posible al de nuestra piel.

• Para lograr un acabado natural colocar la base con una esponjita.

2 - ¿Cómo aplicar la base de maquillaje?

• Limpiar y tonificar la piel. Por la noche, retirar hasta la última gota de maquillaje antes de acostarnos usando cremas o leches de limpieza adecuadas.

• Aplicar una loción tonificante o la crema *antiage* de acción nocturna que usamos de manera habitual. Recordar que la elección de un cosmético *antiage* es sumamente importante, que depende de nuestra edad y de nuestro tipo de piel y que entonces debemos consultar a un especialista que nos oriente.

• Por la mañana, antes de maquillarnos, exfoliar suavemente la piel. Esto se hace pasando un cepillo de cerdas suaves sobre le rostro con movimientos circulares flexibles. La idea es hacerlo hasta que la piel tenga un saludable tono sonrosado, lo que indica que se han desprendido las células muertas y se ha reactivado la circulación, pero nunca un color rojo intenso.

• Posteriormente aplicar una crema nutritiva o humectante de uso diurno que se absorba rápido y permita la posterior aplicación de la base de maquillaje.

• Si la base es líquida puede aplicarse con una brocha, una esponja o con las yemas de los dedos. Lo mejor es colocar pequeños puntos del producto en la frente, ojeras, mejillas y mentón, para después extenderlos con movimientos rápidos, circulares y ascendentes. En cambio, si se trata de una base compacta debe aplicarse con una esponja mojada que al humedecerla debe correr fácilmente sobre el producto, para luego motearlo sobre el rostro y difuminar que es un paso esencial para que nuestro maquillaje nos haga lucir jóvenes y bellas.

• El mismo se lleva a cabo utilizando el dedo más suave de la mano, humedeciéndolo si fuese necesario para eliminar y uniformar rayitas en el cutis sin diluir la base.

• No debemos olvidar el cuello y las orejas si queremos obtener un resultado más natural, para evitar límites notorios en el contorno de la cara y diferencias de colores.

• No olvidar que si colocamos una excesiva cantidad de base o no la esfumamos correctamente, estaremos dando a nuestra piel un aspecto artificial y pesado que nos hará ver avejentadas y deslucidas.

3 - ¿Cómo corregir imperfecciones o acentuar rasgos con la base?

• Para transformar nuestro aspecto y resaltar la perfección de un rostro ovalado nos ponemos frente al espejo e imaginamos nuestra cara como un óvalo. Luego disimulamos lo que "nos sobra" usando una base de color más oscura y lo que falte en el óvalo lo vamos a resaltar con una base de tono más claro.

• Si lo que buscamos es "ovalar" un rostro cuadrado debemos usar un pincel y aplicar un color oscuro (que puede ser polvo volátil) en la parte de la mandíbula que sobresale con una brocha ancha, para que los toques se difuminen y así darle una apariencia más suave a las aristas óseas del rostro. Utilizaremos una base de tono más oscuro para que angoste la forma del rostro.

• Un rostro redondo se ovala aplicando la base en tono más oscuro formando dos líneas verticales a los lados de la cara y esfumándolas suavemente hacia el centro (recordemos siempre que los tonos oscuros "achican").

• Para disimular imperfecciones en un rostro alargado o triangular debemos colocar a los lados de la frente dos líneas verticales en un tono más oscuro para angostar. La base que elegiremos para este tipo de rostro será un tono más claro que la piel, porque si es más oscuro corremos el riesgo de adelgazarlo más.

4 - Polvos volátiles y compactos

Los polvos son el complemento perfecto de correctores y bases, porque actúan como fijadores y dan un acabado mate a la piel eliminando su brillo. Protegen el maquillaje y pueden ser retocados durante el día. Hay variedad de polvos iridiscentes, indicados para cutis graso y acabados luminosos; los polvos bronce, que proporcionan un tono dorado al rostro; y los polvos brillantes o perlados, ideales para realzarlo. Para realizar un maquillaje completo es necesario aplicar los tres productos: corrector, base y polvo.

Elegir el tono indicado de correctores, bases y polvos es el paso más importante y el secreto del éxito en el proceso de maquillaje. Lo ideal es escoger los colores que mejor combinen con la piel. Al momento de adquirirlos tener presente:

• Comprar un tono más claro y uno más oscuro para combinarlos y crear efectos.

• Probarlo sobre el rostro y no en la mano.

• Al momento de la elección procurar ubicarse a la luz solar o estar frente a un espejo bien iluminado.

• Los colores elegidos deben respetar al máximo el tono de piel.

• Los colores justos evidenciarán las atractivas ventajas de estos cosméticos; la idea es tapar sin que se note y, con el tono correcto, unos pocos toques serán suficientes para lograrlo.

5 - Recomendaciones para una correcta aplicación de bases y polvos

• Si por diversas razones necesitamos hacer todos los días un maquillaje completo, lo aconsejable es invertir en productos de buena calidad para no dañar el cutis.

• Si estamos usando protector solar o ampollas para las líneas de expresión, es recomendable aplicarlos una hora antes del maquillaje para no afectar la colocación uniforme de bases y polvos.

• Al hacer ejercicios o estar en la playa no conviene utilizar estos cosméticos, pues al transpirar se pueden sellar los poros y provocar entonces acné o espinillas.

• Es preciso remover el maquillaje antes de ir a la cama. Las toallitas desmaquillantes facilitan la tarea sin maltratar el rostro. Usar agua y jabón neutro, posteriormente, es obligatorio para eliminar restos.

• En pieles jóvenes no hay problema con la aplicación frecuente de bases y polvos. A partir de los 40, cuando hay arrugas finas, se recomienda aplicar corrector en los surcos y una capa delgada de base líquida –que puede diluirse con unas gotas de crema humectante– o polvos traslúcidos en el resto de la cara.

• Después de los 50 años, lo aconsejable es aplicar un corrector cremoso seguido de polvo ligero, o colocar base líquida por zonas (nariz, mentón, frente).

6 - El corrector

El corrector es la herramienta ideal para corregir los gestos de cansancio, los granitos, las pequeñas marcas o cicatrices, en definitiva, todo aquello que afea a nuestra piel y la hace aparecer imperfecta. Con pequeñas cantidades desaparecen granos, marcas de nacimiento, venitas, ojeras y enrojecimientos. Se coloca en las áreas oscuras que el cansancio marca bajo los ojos, o en las manchas o áreas oscurecidas que se encuentran alrededor de los labios y la nariz.

Para saber qué zonas del rostro debemos corregir, nos colocamos frente a un espejo con el pelo recogido, bajamos el mentón y desde allí nos miramos. En esta posición es más fácil ver dónde tenemos áreas oscuras, por el contraste con la luz.

Para hacer un uso efectivo del corrector y completar un maquillaje eficaz, debemos tener en cuenta:

• No aplicar corrector en zonas donde no lo necesitemos, pues su exceso creará una apariencia artificial.

• Si tenemos algún granito o barrito, lo mejor es aplicar corrector directamente sobre él, un pequeño toquecito de lápiz corrector, o una gotita, si se trata de corrector líquido.

• Los correctores en forma de lápiz o de crayón cubren más y son más fáciles de aplicar y de llevar en la cartera.

• Para elegir nuestro tono de corrector, debemos buscar uno que sea dos tonos más claros que nuestra piel.

• Si poseemos una piel con mucha pigmentación rosada u olivácea podemos usar un corrector en tonos verdosos. El verde neutraliza el color cubriendo mejor, pero no debemos usar verde en áreas que no necesitamos cubrir, porque creará más sombras

• Nunca debe cubrirse toda la cara con corrector, sólo las zonas que queremos corregir, precisamente.

• Para eliminar ojeras, aplicaremos en forma de puntos la crema correctora a lo largo de los párpados inferiores y la esfumaremos con la ayuda de una esponjita.

• Siempre debemos difuminar los bordes, para luego, si es necesario, sellar con polvo volátil.

• Para colocarlo ligeramente, como es lo indicado, puede utilizarse un pincel de punta fina o las yemas de los dedos sobre las fallas detectadas. Lo conveniente es concentrarse en estas zonas, usando la suficiente cantidad para disimularlas.

• Una esponja de maquillaje es muy útil al momento de difuminar, extender o eliminar cualquier resto del producto.

• En la zona inferior de los ojos, que generalmente tiende a ponerse azul o violeta, los colores rosa pueden dar un tono grisáceo, por lo que sugerimos los de base dorada, que contrarrestan mejor las ojeras proporcionándoles un aspecto más natural.

• El corrector, además, es útil para aclarar o diluir la aplicación de otros productos como sombras y coloretes líquidos o en crema, y pinturas de labios.

• También puede usarse indicado para tapar las odiosas marcas de trajes de baño, o si tenemos la piel arrebatada por el sol, seguido de polvos sueltos que reducen su espesor.

7 - ¿Cómo disimular las bolsas que se forman debajo de los ojos?

• Usar un pincel con crema correctora de un tono ligeramente más oscuro que el de nuestra piel (siempre recomendamos, como con las bases, tener más de un color de corrector, más claro y más oscuro, para poder combinarlos) y rellenaremos sólo una tercera parte de la protuberancia de la bolsa, sin tocar el área de abajo de las pestañas inferiores (recordemos una vez más que los tonos oscuros empequeñecen y disimulan).

• Difuminar cuidadosamente. Como esta zona es muy delicada y fina, se debe presionar suavemente, sin estirar nunca la piel; cuando terminamos de aplicar el corrector, colocaremos encima la base acostumbrada.

8 - ¿Cómo disimular las "patas de gallo"?

Las "patas de gallo" son las pequeñas arruguitas que con el tiempo se van formando en el extremo de los ojos. Para disimularlas colocaremos un corrector de tonos más brillantes y luminosos, que aplicaremos en el extremo exterior del ojo, antes de colocar la base de maquillaje. Nunca aplicar polvo sobre esta zona, porque tiende a acumularse sobre las líneas de expresión y los hace más visibles.

9 - El rubor

El rubor es un elemento esencial en el maquillaje. Tiene la misión de unificar las distintas fuerzas de color que representan los ojos y la boca, aportando luminosidad. El color en las mejillas es síntoma de buena salud, lo que invariablemente se asocia a la belleza. Una cara con colores sanos y vitales tiene una apariencia más juvenil y atractiva. El rubor se usa para acentuar el área en donde es aplicado, porque otorga una apariencia de suavidad y brillo, perfilando las curvas del rostro.

El rubor bien aplicado se pone siempre en la zona comprendida bajo una línea imaginaria que corre entre las aletas de la nariz y el extremo de las cejas. Colocado en el lugar natural del pómulo, no aporta ninguna modificación a la forma de la cara. Está indicado para rostros ovalados perfectos, para los redondos que quieren acentuar el efecto de buena salud y para los de forma rectangular con pómulos prominentes para resaltarlos. El rubor se presenta en crema o en polvo y se aplica mediante pincel o brocha gorda. Algunos consejos para aprovechar su uso:

• Para saber el sitio justo donde debe aplicarse, conviene sonreír ligeramente. Así notaremos claramente en qué zona puede ser ubicado.

• Si lo que se desea es obtener un efecto de vitalidad y salud, aplicar además de en las mejillas en la frente, debajo de las cejas, en la nariz, la barbilla, los lóbulos de las orejas y las sienes.

• Para este efecto saludable se puede sustituir el rubor por polvos bronceadores, sobre todo cuando la piel está ligeramente tostada.

• Si nos hemos excedido en la cantidad, se puede rectificar aplicando con una brocha limpia, polvos sueltos transparentes.

• Para dar relieve a los pómulos, utilizar dos tonos, el más pálido en el pómulo, bajo el ojo y remontando hacia las sienes; el más oscuro justo debajo, difuminando bien para que se fundan.

• Para reducir la frente, extender la sombra oscura en la raíz del pelo y la clara en el centro.

• El rubor se aplica en último lugar, después de haber maquillado los ojos y la boca, para percibir mejor la intensidad por dar; encima del polvo volátil si se trata de un rubor compacto, o debajo de éstos si se trata de rubor cremoso.

Siguiendo estos tips, podremos rejuvenecer nuestro aspecto mediante el uso del rubor:

• Para acortar una frente muy ancha, extender el rubor más oscuro desde el centro de línea del pelo hacia abajo y hacia ambos lados formando una V en el centro de la frente.

• No siempre la nariz es la mejor parte del rostro; si queremos darle una apariencia menos ancha, llevamos el rubor hacia abajo a ambos lados de ésta y aplicaremos base clara entre las dos líneas.

• Para acortarla, en cambio, extenderemos un poco de rubor de color oscuro sobre la punta y lo esfumaremos cuidadosamente.

• Uno de los errores más comunes es usar exceso de rubor, lo que produce la impresión de tener dos manzanitas rojas sobre las mejillas. Para evitar esto usaremos rubores en polvo o en crema y los difuminaremos con un pincel, de manera que no se formen líneas que demarquen innecesariamente nuestro rostro.

• Si lo que queremos es destacar la parte superior de nuestra cara por medio del rubor podemos trazar una especie de V horizontal encima de la punta de la nariz y esparcirla bien dentro de la línea del cabello, de tal forma que no queden líneas divisorias.

• Luego de aplicar el rubor es bueno darse unos suaves golpecitos con la yema de los dedos para distribuirlo mejor y conseguir una mayor apariencia de naturalidad.

• El rubor en polvo generalmente se coloca luego de aplicar el polvo translúcido o volátil, mientras que el rubor en crema debe usarse siempre antes de éste, esparciéndose con la ayuda de una esponja o con la yema de los dedos.

• Para dar una impresión de juventud y vitalidad le aconsejamos utilizar rubor en tonos rosados, pues este tono ilumina la cara con un brillo natural.

• Si tenemos el rostro ovalado la mejor manera de aplicar el rubor es comenzando en lo alto del pómulo y descendiendo hasta un poco más arriba de donde se hunde la mejilla.

• Para dar contorno y afinar un rostro redondo, aplicaremos rubor en polvo de un tono más oscuro bajo el pómulo, en forma vertical.

• Para corregir un rostro cuadrado, nos ubicamos frente al espejo, sonreímos, y allí, donde notamos las partes más sobresalientes del rostro, aplicaremos un color más vibrante.

• En los rostros triangulares hay que limitar el uso de rubor de color vivo a la barbilla y al área más sobresaliente sobre las mejillas.

10 - *La corrección de las cejas a través de la depilación y el maquillaje*

Para la depilación existen varios métodos, es algo que podemos hacer con las clásicas pinzas, con cera o con electrólisis. Pero, cuando de cejas se trata, no recomendamos nunca apelar a la depilación o a la pigmentación definitiva. Aquí hay algunos detalles para tener en cuenta si se trata de dar forma a nuestras cejas para rejuvenecer el rostro:

• Si las cejas están muy cerca de los ojos la mirada luce sombría, por lo que conviene depilar el espacio que separa a dichas estructuras para proporcionar luminosidad.

• Si son demasiado rectas la expresión se endurece, en estos casos al retirar la vellosidad debe procurarse crear ligero arco a la mitad de la ceja.

• Si son demasiado arqueadas nos hacen aparecer como permanentemente enojadas o despectivas, por lo que se sugiere evitar marcar el arco al depilarlas y corregir con maquillaje, así, la expresión se atenúa y dulcifica.

• Unas cejas más cortas de lo necesario, por ejemplo, harán que los ojos parezcan más chicos.

• Es recomendable depilarse después de la ducha, ya que los poros se abren y el vello se suaviza.

• Es importante retirar cada vellosidad en la dirección en la que crece, para que el vello salga de raíz.

• Posteriormente a la depilación se recomienda aplicar crema humectante y dar suaves golpecitos con la yema de los dedos.

• Cepillar las cejas de un lado a otro, y de arriba a abajo, ayudará a darles más volumen.

• Si no bastara con la depilación para dar a las cejas la forma y la expresión que buscamos las podemos maquillar. Para eso usaremos: un gel especial, un lápiz delineador, sombras en polvo y un cepillo pequeño. El gel se aplica para peinarlas si son muy abundantes. Luego aplicaremos un poco de polvo volátil sobre las cejas, las colorearemos suavemente con un lápiz delineador y agregaremos sombras para darles un efecto natural.

• Nunca se deben dibujar las cejas con un solo trazo de lápiz: es totalmente antinatural y dará a nuestro rostro la apariencia de una muñeca diabólica.

• Tampoco debemos escoger colores diametralmente opuestos al color de nuestro cabello, tenemos que tratar de maquillarlas con los colores más semejantes a los de nuestro pelo.

11 - *El maquillaje de los ojos*

Como no todos los ojos son iguales ni se pueden maquillar de la misma manera, ya que se crearían efectos muy distintos a los que estamos buscando, aquí presentamos una pequeña guía para poner en práctica según el tipo de ojos:

Los ojos normales

En esta categoría entran los que no son ni demasiado chicos, ni demasiado grandes, ni demasiado prominentes, ni están demasiado juntos. Con ellos no tenemos gran necesidad de maquillaje corrector, aunque éste puede servirnos para delimitar mejor los contornos y, en todo caso, borrar los signos de cansancio que pueden sombrear la parte de abajo. Para maquillar este tipo de ojos se aplica una sombra clara sobre todo el párpado para dar profundidad a la mirada, luego se añade sombra oscura en la mitad exterior de éste, llevándola ligeramente hacia arriba, sin llegar a las cejas. Posteriormente delinearemos sutilmente si es para un maquillaje de día y más enfáticamente si se trata de un arreglo para fiesta o noche con un lápiz negro en el borde interior de las pestañas inferiores. Terminaremos esta operación aplicando tres capas de rímel negro o marrón (según nuestro tono de piel y ojos), comenzando desde el inicio de las pestañas hasta afuera.

Los ojos demasiado chicos

Este tipo de ojos podemos resaltarlos con la ayuda de un buen delineador, porque esta técnica permite agrandarlos si se aplica sutilmente separado del borde de las pestañas por medio de una línea fina tanto en el párpado superior como en el inferior, pero comenzando solamente desde la mitad del ojo. Para ello utilizaremos un toquecito de lápiz blanco en el borde interior de las pestañas inferiores para abrir los ojos y aplicaremos tres capas de máscara para pestañas. Luego, sombrearemos en tono marfil o beige la mitad interna del párpado en dirección a la ceja, y aplicaremos sombras más oscuras (marrón, gris o verde oscuro) en la mitad externa del párpado, también esfumando hacia la ceja y hacia fuera.

Los ojos redondos

Este tipo de ojos podemos alargarlos si queremos dar un toque de misterio y sensualidad a la mirada aplicando la sombra en líneas relativamente rectas, empezando desde el centro del párpado, con un corrector suave, que iremos esfumando.

Los ojos "sobresalientes"

Son aquellos que tienen el globo ocular muy prominente, la parte móvil del párpado demasiado grande o la parte fija del párpado muy pequeña. En ellos se deben evitar las sombras aperladas o nacaradas y los tonos claros, pues atraen la atención y destacan desfavorablemente el área. Los colores oscuros y opacos, en cambio, minimizan la zona en que se aplican. Entonces:

Los ojos demasiado separados

Para balancear el espacio que existe entre los ojos y el puente de la nariz podemos aplicar en ángulo recto y de manera ascendente una sombra de tono oscuro desde el borde interno del párpado pegado hacia el puente de la nariz. Luego iremos aclarando la zona hacia donde termina la ceja. Para destacar la mirada por medio del delineador, dibujaremos una línea finita de la mitad del ojo hacia adentro, llevándola hasta la esquina interna y suavizando el trazo en el lagrimal, para no remarcar las líneas en exceso.

También podemos recurrir a la máscara para pestañas, que se debe aplicar a lo largo de todas las pestañas haciendo énfasis en el centro para levantar y destacar esta área.

Los ojos demasiado juntos

En estos ojos evitaremos los tonos oscuros cerca de la nariz, porque tienden a achicar los espacios.

12 - *Trucos para aplicar la sombra en los párpados*

El párpado superior se divide en tres: el área que se extiende de la base de las pestañas hasta el punto donde termina la cuenca del ojo; el pliegue hundido que delimita la zona del párpado, y el hueso frontal o puente que bordea la cuenca del ojo y se extiende hasta la ceja. Para aplicar diferentes tonos no debemos olvidar que deben aplicarse por separado en cada una de estas tres áreas, aunque nuestra intención sea después esfumar y unir la zona.

• La sombra en polvo tiende a permanecer por más tiempo, sobre todo si con anticipación humedecemos un poquito el aplicador o la esponjita que usaremos; las sombras en crema se secan más rápidamente, aunque se les puede añadir una gota de agua para devolverles consistencia.
• Al pestañear, la sombra se corre debido a la lubricación natural de los párpados; por esto se aconseja colocar un poco de polvo volátil antes de aplicarla.
• Las sombras pueden aplicarse en dos capas: una clara que abarca todo el párpado hasta el hueso de las cejas, y otra más fuerte, del mismo color, para reforzar el pliegue del ojo.
• Los colores son el factor primordial: dedicaremos especial cuidado a los tonos y contrastes que queremos utilizar.

13 - *El delineador*

Para definir y realzar el contorno debemos utilizar un lápiz de punta fina y cremosa; los colores abundan, pero los efectos más confiables se consiguen con los tonos entre el marrón medio y el oscuro, los demás se recomiendan generalmente para ocasiones especiales y fiestas. Delinear los ojos es un arte, debemos hacerlo con trazos mínimos, bien pegados el uno al otro y lo más cerca posible de las pestañas, tanto de las superiores como de las inferiores. Para que un trazo nunca se vea duro, tenemos difuminarlo bien por medio de un hisopo flexible o con la yema de los dedos. Prestar atención a las siguientes sugerencias:

• Debemos aplicar el delineador, ya sea en lápiz o líquido, lo más cerca posible de la línea de las pestañas.

• Si el delineador es en lápiz, no debemos presionar con demasiada fuerza porque, además de correr el riesgo de lesionar la delicada piel del párpado, podemos romper la punta y ya no conseguiremos que el delineado quede prolijo. Para que el delineado quede impecable, sacaremos punta al lápiz delineador antes de comenzar el maquillado.

• Es mejor, para un maquillaje diario, que la línea del delineado no se note de forma abrupta. Para esto, lo ideal es esfumarla con un pincel o un hisopo seco y limpio.

• En época de verano, una buena manera de que nuestro lápiz delineador no se ablande y haga un enchastre en nuestros ojos, será mantenerlo en la heladera hasta el momento de usarlo.

• Si tenemos ojos azules o grises, para ocasiones especiales podemos usar delineador color azul, marrón, rosa, anaranjado, gris o violeta (combinando con sombras de los mismos tonos).

• Si tenemos ojos verdes, podemos usar colores como el durazno, amarillo, verde, bronce, verde o beige.

• Para los ojos marrones, son ideales todas las gamas del tierra, los tonos almendra, beige, vainilla, durazno, negro y azul oscuro.

• Si tenemos ojos negros, podemos delinear con negro, marrón y, para la noche, tonos plateados y dorados.

14 - *Los alargadores de pestañas*

Hay tres clases de pestañas:

• Las espesas y arqueadas, que casi no necesitan máscara para pestañas.

• Las normales, que con un poco de máscara para pestañas lucen bastante bien.

• Las pestañas escasas y débiles, que requieren un cuidado especial.

Para lograr un delicado maquillaje de cualquiera de ellas, sigamos estos consejos:

• Dirigimos la mirada hacia abajo y, con la ayuda de un espejo de mano, colocamos la máscara para pestañas desde las raíces hasta las puntas; luego miramos hacia arriba y, con el espejo a la altura de sus ojos, los cuales deben estar bien abiertos, repetimos la aplicación, especialmente en las pestañas del ángulo externo.

• Colocamos el aplicador en forma perpendicular y aplicaremos la máscara para pestañas en las pestañas inferiores, poniendo más cantidad en el centro para que el rostro no se vea pálido.

• Si la raíz de las pestañas no termina totalmente cubierta, utilizamos primero un lápiz de ojos del mismo tono.

• Si somos de tez pálida o cabello rubio, podemos utilizar una máscara marrón, o incluso, para obtener un resultado más natural, podemos usar máscara negra en las pestañas superiores y marrón en las inferiores.

• Si hemos utilizado una máscara a prueba de agua, antes de acostarnos, debemos impregnar bien los párpados con un algodón embebido en desmaquillante, para que no queden rastros de maquillaje en los ojos al acostarnos.

15 - *La correcta aplicación y fijación del labial*

Hay una serie de pasos por seguir para la aplicación del *rouge* y para garantizar su durabilidad:

• Primero aplicaremos un poquito de corrector sobre los labios, y luego, al maquillar el rostro en general, aplicaremos sobre ellos la misma base de maquillaje: esto borra su forma para poder rediseñarlos después.

• Luego les aplicaremos, con una brocha ancha, un poco de polvo volátil (este es un paso ineludible para el fijado del *rouge*).

• Con un delineador, en la misma gama del *rouge*, apenas un tono más oscuro, perfilaremos los labios, dándoles la forma que nos resulte más adecuada.

• Luego aplicamos el color. La mejor forma es tomar de la barra de labios el color con un pincel y rellenar pacientemente el interior de los labios, partiendo desde el centro de la boca hacia los extremos. Luego los secaremos presionando con un pañuelo de papel.

• Aplicaremos de nuevo polvo volátil con la brocha ancha, limpiando sólo los que se depositen fuera de los labios.

• Repasamos de nuevo el color, ahora sí usando el lápiz labial.

Si seguimos estos pasos, que al principio pueden resultarnos dificultosos, pero que con la práctica podemos transformarlos en algo natural, habremos conseguido una parte esencial de nuestro arreglo personal: una boca perfecta y que dure por horas.

16 - *Trucos para aumentar el volumen de los labios*

No hay duda de que los labios son auténticas armas de seducción. Y para conseguir una boca espléndida no nos hace falta pasar por las manos del médico estético. Una boca seductora y de aspecto natural puede conseguirse sólo con la ayuda de algunos trucos y técnicas que detallaremos a continuación:

• Tener la boca siempre bien hidratada mediante cremas y bálsamos ayuda a realzar su volumen. Existen productos específicos que pueden potenciar su carnosidad si se aplican con regularidad.

• Dibujar el contorno de los labios ligeramente por fuera ayuda a hacerlos parecer más grandes. Para hacerlo sin que resulte obvio, debe aplicar un poquito de base de tendencias también por encima, para disimular el delineado de los labios, y después, dibujar con un delineador del mismo color de su labial, pero sin que resulte excesivo. Es importante recordar que sólo podemos resaltar o disimular un poco la forma, no debemos intentar dibujar una boca nueva.

• El color también ayuda a jugar con el volumen. Los tonos oscuros (violetas, rojos profundos) hacen destacar la boca, con lo cual puede parecer más grande, pero son desaconsejables para labios muy finos, que se ven más favorecidos por los tonos que se funden con el tono natural de la piel (tostados, rosas suaves). Un suave toque de brillo en el labio inferior aumenta el labio y lo hace parecer más carnoso.

• Las texturas brillantes y/o cremosas transmiten sensación de sensualidad, mientras que los tonos mates resultan más elegantes.

• Un truco sencillo para aumentar la carnosidad de los labios es marcar el arco de cupido (que es esa curva del centro del labio superior), con un suave toque de lápiz blanco o incluso de corrector de ojeras y veremos inmediatamente cómo nuestra boca parece más atractiva.

17 - Trucos para conseguir una boca perfecta

Esta serie de trucos sencillos y fáciles de seguir nos ayudarán a conseguir una boca más joven, sensual y atractiva.

• Primero frotaremos suavemente los labios con un cepillo de dientes seco. Al activar la circulación y eliminar células muertas la textura de la piel mejora mucho. Esto hay que hacerlo con suavidad, porque debemos intentar no dañar esta delicada piel.

• Si nuestros dientes no son del todo blancos, debemos evitar los colores apagados o cálidos.

• Un truco fácil, si queremos que nuestros labios aparenten ser más gruesos, aplicar un toque de corrector de ojeras en el centro de la boca ya maquillada.

• Si nuestros labios tienen una expresión triste podemos borrar la forma "caída" de las comisuras con maquillaje o corrector y a continuación perfilar el labio inferior levantando la comisura y el labio superior, sin llegar al final.

• Si poseemos por naturaleza labios redondeados podemos considerarnos muy afortunadas, porque son muy atractivos: para acentuar su forma infantil podemos remarcar con delineador su curva y rellenarlos con color aplicando en el centro un tono claro y luminoso.

• Las fórmulas mates duran más que las texturas cremosas. A mayor brillo, menor duración.

• Siempre que usemos un lápiz delineador de labios, éste debe tener la punta en óptimas condiciones (para pasar por el borde la boca cosmético y no astillitas de madera o plástico).

• Un labial adecuado debe contener por lo menos un 20% de cera, tener pantalla o protección solar, hidratación y vitaminas A y E.

• Podemos acentuar los labios, una vez pintados, con brillo, que además de transparente, puede encontrarse en varios tonos.

18 - *Las pestañas postizas*

Existen diferentes tipos de pestañas postizas. Están las de pelo natural o las de cerdas sintéticas. Si las estamos usando como parte del maquillaje, las sintéticas funcionan bien, más si se trata de una fiesta o para una salida nocturna. Las de cerdas naturales son las más recomendables, en cambio, para quienes poseen muy escasas pestañas naturales. Las pestañas postizas son ideales para fiestas, para ocasiones especiales y para darles un aspecto rejuvenecido y bello a los ojos. Para mejorar su uso, debemos poner en práctica algunas técnicas:

• Si usamos delineador debemos ponerlo antes que las pestañas postizas pero muy cerca al ojo o directamente sobre nuestras pestañas naturales. El delineador es difícil de aplicar sobre las pestañas postizas especialmente si usamos delineador líquido.

• Si usamos tijerita rizadora de pestañas debemos hacerlo antes de ponernos las postizas.

• Si hemos usado pegamento a base de agua podemos usar un producto especial para retirarlas o usar una buena crema de limpieza para párpados. De lo contrario, podemos usar agua tibia o el removedor normal de maquillaje.

• Debemos retirarlas con cuidado, para no arrancar por error nuestras propias pestañas. Si están demasiado duras, podemos poner la crema y dejarla actuar un par de minutos.

• Una vez que las hemos retirado las limpiamos bien y las guardamos para la próxima ocasión.

• Recordar que nunca debemos dormir con pestañas postizas. Esto puede causar daño a los ojos o infecciones.

19 - *Un correcto maquillaje de rejuvenecimiento*

Si bien el paso de los años nos deja una mejor manera de encarar la vida a raíz de la experiencia, sabiduría práctica y un saber hacer, a la vez que nos permite equilibrar las emociones y no actuar alocadamente, deja señales en nuestro rostro.

Pero no queremos que esas señales se noten. Porque nos hacen ver envejecidas, con la piel cansada, apagada, sin brillo. Y muchas veces cometemos el error de usar maquillaje de más, para encubrir esas señales, y en vez de disimularlas las enfatizamos.

Es al revés: si tenemos más de cincuenta años, lo que debemos hacer es que el maquillaje se note lo menos posible, para obtener una apariencia de frescura natural, de piel sana, que es lo que efectivamente rejuvenece.

Usar bases de textura ligera, polvos volátiles y traslúcidos y sombras poco recargadas, son algunas de la claves para conseguir un aspecto radiante, joven y fresco. Hay una serie de consejos que, si los seguimos, nos harán lucir con varios años menos:

• Es conveniente utilizar una base maquillaje de textura muy ligera. En este sentido son muy recomendables las hidratantes con color, que tampoco debe ser muy oscuro ni diferente al tono de la piel. ¿Un truquito? Mezclar un poco de base de maquillaje común con una crema hidratante de buena calidad.

• Los defectos, como en todos los casos de maquillaje que hemos visto hasta ahora, los disimularemos con un poco de corrector al tono, antes de aplicar la base.

• El polvo que usemos para fijar la base siempre deberá ser volátil y transparente, o casi siempre. Lo aplicaremos con una brocha de cerdas suaves, para que su aplicación pase casi inadvertida y le otorgue luminosidad al rostro.

• Hoy en día muchas de las bases de maquillaje cuentan con su versión antiedad, ideal para las pieles más maduras. Si podemos, debemos adquirirlas, sobre todo las de buena calidad, que reemplazan y estimulan la producción de colágeno y elastina.

• Antes de aplicar la base, es importante preparar la piel con una hidratante.

• A toda costa debemos evitar el brillo facial, que hace que se resalten las pequeñas arruguitas del extremo de los ojos.

Además, los reflejos que provocan los brillos acentúan las sombras que crean las arrugas. Para evitarlo, aunque decidamos no maquillarnos, no debemos olvidar aplicar un poco de polvo volátil con la brocha antes de salir de casa.

• Es mejor mantenerse alejada del maquillaje de ojos estridente y cargado, y darle más atención a las mejillas. El rubor para las mujeres adultas es fundamental, porque transmite salud y bienestar (asociados culturalmente a la juventud). No obstante, deberá evitar éste último en las sienes y párpados, ya que delata las arruguitas de los ojos.

• El delineador de cejas es un gran aliado: es fundamental definirlas bien, dibujar su forma. Por otra parte, una de las señalas biológicas que delata el paso del tiempo es la disminución del pelo, tanto en cantidad como en grosor y calidad. Por esto, las cejas y pestañas pobladas dan la impresión de juventud. Claro que sin exagerar, porque un pegote no sólo no rejuvenece, sino que afea.

• La máscara para pestañas es mejor aplicarla sólo en las pestañas superiores. Abre la mirada y la hace más viva.

• Aplicar por lo menos una vez al mes, y siempre que tengamos una ocasión especial, una mascarilla reafirmante. Son como una inyección de energía para la piel a la que regalan una dosis extra de nutrición e hidratación, alisando e iluminando, por lo que el resultado es una piel más luminosa y rejuvenecida. La mayoría tiene un ligero efecto tensor.

• En edades maduras, los matices irisados no se pueden usar en todo el rostro. Pero, si nos gustan, podemos aplicar sobre la base mate que hemos elegido, para dar toques de luz, por ejemplo, en el centro del párpado, proporcionando vida a la mirada, o sobre los labios (el lugar ideal para aplicar un toque de brillo iridiscente es el centro de labio inferior).

• No olvidar nunca, pero nunca, desmaquillarnos antes de acostarnos. Incluso debemos aplicar un poco de leche o loción limpiadora aunque no nos hayamos maquillado, ya que la suciedad del ambiente, el *smog* y las células muertas de nuestra piel deben ser eliminadas del rostro cada noche, antes de aplicar las cremas bioregenerativas de nuestro agrado.

• Los ojos deben ser desmaquillados con un gel específico para esa área, de propiedades suavizantes y descongestivas. No debemos pasarlo con demasiada fuerza por esta zona tan frágil, ya que podemos lesionarla y generar más flaccidez.

• No olvidar hacer una exfoliación semanal, porque a esta edad la renovación celular se ralentiza, las células muertas se quedan sobre la superficie de la epidermis durante más tiempo y necesitan un empujón extra para abrir camino a las nuevas células de las capas más bajas. Por otra parte, las células muertas opacan la apariencia de la piel, restándole vitalidad.

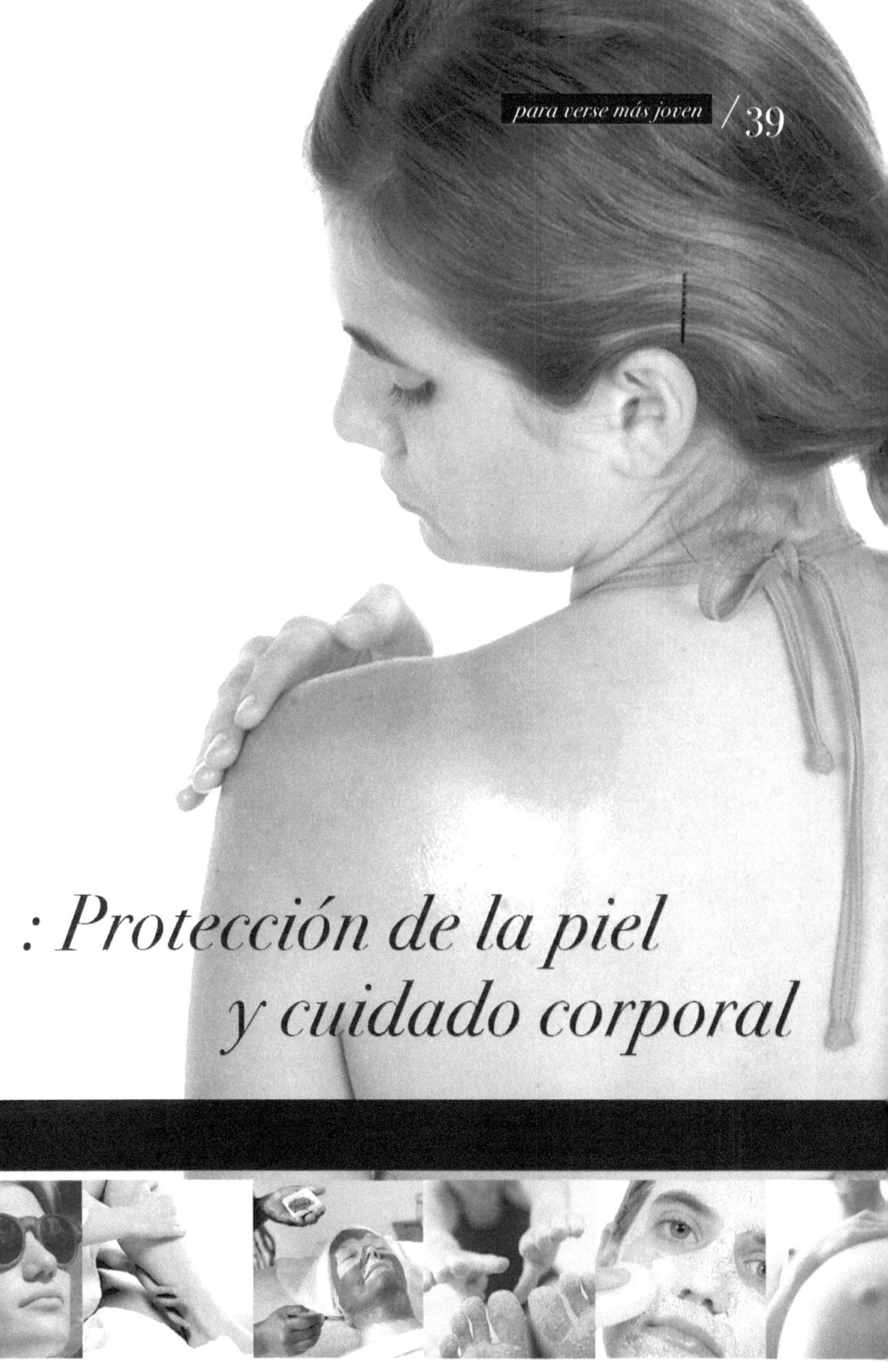

: Protección de la piel y cuidado corporal

Protección de la piel y cuidado corporal

20 - *Síndrome de disarmonía corporal*

Este concepto puede ser aplicado tanto a la celulitis, como a las adiposidades localizadas, la flaccidez, o el sobrepeso. Cuando estos males afectan a una persona, además de su salud y de su estado psicológico, alteran su autoestima y alejan la sensación de belleza.

Siempre se ha tratado a la celulitis, las adiposidades localizadas, la flaccidez y al exceso de peso en forma separada, como si fueran entidades diferentes, sin conexión entre unas y otras. Estas alteraciones, por parte de muchos especialistas, se consideran y se tratan todas en forma conjunta. Si hay celulitis y adiposidades localizadas se considera que se debe tratar el conjunto; y sin perder el tiempo y sin agregar sesiones de tratamiento, hay que ser preciso en el diagnóstico y certero en el tratamiento.

Lo mismo ocurre con la obesidad: también se puede observar en un alto porcentaje de las personas que padecen las otras dificultades mencionadas; lo mismo puede decirse de la flaccidez.

Es necesario entonces realizar un tratamiento global y personalizado para dar solución a este síndrome (llamado "disarmonía corporal").

Si los problemas confluyen juntos en una persona deben ser tratados en conjunto.

A los conocidos tratamientos que se realizan sobre celulitis y adiposidades localizadas, se le agrega el tratamiento de reversión de peso, que consiste en un nuevo grupo de enzimas que se colocan en grasa abdominal (esta grasa no hormonal dependiente, se modifica con el aumento en la ingesta de alimentos) provocando la liberación de grasa del interior de la célula. Al inicio del tratamiento se realizan exámenes de laboratorio para conocer realmente en qué estado se encuentra el paciente, si se descubrieran alteraciones concomitantes, este problema se debe tratar interdisciplinariamente.

La prescripción de un régimen alimentario completa este plan terapéutico. La última "pata" de este síndrome es la flaccidez. Aunque siempre ha sido un problema dermatológico de difícil tratamiento (ya que la respuesta no siempre era la esperada) actualmente algunos especialistas cuentan con un arsenal terapéutico de avanzada que mejora la formación de las fibras elásticas y colágenas.

21 - *La mesoterapia para patologías dermatológicas*

Se trata de un método para mejorar la imagen, la relación con los demás y las reacciones a la manera de verse uno mismo en el espejo. Pues estas circunstancias dependen, en gran medida, de la propia imagen. Es por ello que todo lo que alimente la autoestima será de gran importancia para la vida diaria, y para la potenciación del cuidado estético y corporal. Un aspecto físico que destaque los puntos fuertes y oculte aquellos que no lo son, puede ser de gran ayuda para nuestro bienestar físico y espiritual.

Existen algunos tratamientos médicos para el cuerpo que pueden contribuir, junto a una actitud positiva, a formar esa imagen de uno mismo tan buscada y a lograr el cuidado estético que nos interesa.

Ahora bien, existen patologías estéticas que sólo pueden resolverse con cirugía, como, por ejemplo, un abdomen con mucha flaccidez y estrías muy profundas. Lo mismo puede suceder con unos párpados muy caídos y con piel muy redundante, o con bolsas muy grandes. Hay patologías de resolución quirúrgica únicamente y otras que pueden resolverse o atenuarse con los recursos de la medicina o el cuidado intensivo de la estética.

La mesoterapia es una práctica médica en la que se utiliza la vía intradérmica para aplicar medicamentos y sustancias activas, en pequeñas dosis, lo más próximo posible al sitio de la lesión por tratar. Se utiliza para patologías dermatológicas, circulatorias o estéticas. Es el tratamiento farmacológico de elección para tratar la celulitis o adiposidades localizadas, donde se obtienen excelentes resultados. Incluso, en casos de edema de miembros inferiores causado por insuficiencia venosa. Puede aplicarse en cualquier lugar del cuerpo, pero no se aplica en cara interna y superior de los muslos. A nivel facial puede utilizarse en arrugas, surcos, envejecimiento cutáneo, flaccidez, acné, etcétera.

También en las calvicies femeninas, logrando recuperar el número y la calidad del cabello a corto plazo.

La mesoterapia se aplica en forma manual o con pistolas mecánicas o electrónicas, utilizando agujas muy finas que penetran entre 1 y 3 milímetros en la piel. Dicen los especialistas que no hay una edad exacta de indicación ya que siempre depende del diagnóstico, pero como muchos de los problemas estéticos están relacionados con los cambios hormonales, cuanto más precoz es el tratamiento en el caso de la celulitis, por ejemplo, mejor es el resultado.

22 - *Los tratamientos con ultrasonido*

La hidrolipoclasia ultrasónica es una práctica médica relativamente nueva que se lleva a cabo en el consultorio, y en la que el paciente puede volver inmediatamente a sus actividades habituales. Mediante un equipo de ultrasonido que produce ondas imperceptibles, se trabaja sobre los tejidos en presencia de un medio acuoso inyectado en la zona por tratar. Esto produce la ruptura de las células grasas, disminuyendo así el número de las mismas y, por lo tanto, el tamaño de la lesión existente.

En primer término se identifica y se delimita la zona por tratar; luego se inyecta en el tejido graso, utilizando agujas muy finas, una solución acuosa, y, al finalizar la infiltración, que siempre realiza el médico, se aplica el ultrasonido. La duración del ultrasonido dependerá siempre del tamaño de la zona por tratar. Este procedimiento se completa con un drenaje linfático manual, un masaje suave y placentero que se realiza sobre la piel para facilitar el paso de sustancias al torrente linfático y aumentar la circulación. Es prácticamente indoloro y muy bien tolerado, y no impide la realización de actividad física. El número de sesiones dependerá del tamaño de la lesión y el diagnóstico. Generalmente, las sesiones, que duran entre sesenta y noventa minutos, son semanales y luego, si es necesario, son quincenales.

Este tipo de tratamientos exige un diagnóstico médico previo, se utiliza generalmente para tratar casos de adiposidades localizadas, y su objetivo principal es lograr la reducción de dichas adiposidades que suelen incluso presentarse en mujeres u hombres delgados o que realizan actividad física, modelando de ese modo el contorno corporal. También en casos de celulitis compacta, en los que se han obtenido excelentes resultados mejorando notablemente el aspecto, la turgencia del tejido y el pronóstico de la misma, y en casos de modelación o reducción corporal.

23 - *La prevención ante el sol*

Lo importante para enfrentar el verano en zonas de temperaturas muy altas y cálidas, es el concepto de la prevención, como venimos anticipando. Esto es así porque mediante los consejos que vamos recogiendo, tenemos las herramientas necesarias para establecer distintos dispositivos de cuidado, pero aún así, muchas veces involuntariamente estamos expuestos al sol del verano. Y esto sin llegar a sobreexponernos, o a tener una conducta de tomar sol indiscriminadamente. Simplemente la mera exposición requiere de nosotros algunas conductas preventivas básicas.

Lo principal para la piel es poder conservar su elasticidad y flexibilidad aún cuando se expone al sol. En este sentido, especialistas señalan que la piel por sí misma posee un mecanismo de autoprotección. La principal barrera protectora del cuerpo, entonces, mide de dos a tres milímetros. Sabemos que la piel tiene tres capas que son la epidermis, la dermis y la hipodermis, que nos resguardan de las agresiones del medio externo (como por ejemplo, el viento, los rayos, etcétera). Por eso, debemos favorecer con nuestros cuidados corporales este dispositivo natural del organismo humano. La luz solar es necesaria para que el organismo sintetice una vitamina (la D), y para un buen aspecto estético en nuestra cultura. Pero si la exposición no se hace de manera adecuada y con el filtro solar necesario, no conseguiremos siquiera aquellos objetivos. Si la exposición es moderada y con los cuidados corporales necesarios, el sol puede ayudarnos a:

- Activar el metabolismo.
- Estimular la circulación.
- Estimular positivamente el sistema inmunológico.
- Brindar un tono saludable.

Por el contrario, la exposición exagerada y sin cuidados puede producir:

- Quemaduras   • Manchas   • Arrugas prematuras

24 - ¿Cómo tomar sol cuidando nuestra piel?

- Ponerse protector solar en cantidad adecuada (no ponerse poco, ni escatimar en la cantidad o en las veces en que se coloca).

• Renovar la cobertura cada media hora, o luego de entrar al agua.

• Mantener todas las conductas los días nublados, ya que en los mismos, la radiación traspasa, en un 90 %, las nubes.

• Utilizar factor de protección solar siempre mayor a 15, y durante los primeros días de exposición al sol, factor de 20 a 30.

• Tener en cuenta zonas para aplicar la protección solar, que habitualmente pueden ser olvidadas y pueden resultar "quemadas": orejas, frente, pies, empeines, manos.

• Utilizar ropa adecuada: la fina como la de algodón, es la mejor para proteger del sol; otras no lo hacen lo suficiente, ya que la radiación traspasa algunas prendas, mientras que el algodón bloquea el 80% de los rayos ultravioletas cuando está seco; mojado sólo el 30%.

• Tener en cuenta siempre la ayuda extra: por más que el organismo genera sus propias barreras protectoras (como la transpiración, o la formación de la melanina), cuanto más sensible es la piel de cada persona, más cuidados corporales y protección requiere.

• La respuesta de la piel no es la misma en cada persona y depende del fototipo de cada uno.

• El fototipo I requiere mucho cuidado (pieles muy claras, ojos azules, pecas, no se pigmentan).

• El fototipo II requiere cuidados, aunque toma un color ligero (son los de tez clara, cabello rubio o pelirrojo).

• El III también requiere cuidados aunque se pigmenta ligeramente y mejor (es el de tez blanca, ojos y pelo castaño).

• Estos tres fototipos requieren siempre factor de protección solar alto.

• Todos los fototipos mayores (IV y V, que son las personas de piel morena y más oscuras) requieren menores cuidados pero deben tenerlos igual.

25 - ¿Dónde, cómo y cuándo tomar sol?

• Cuanto más alto es el lugar respecto del nivel del mar los rayos son más poderosos y potencialmente nocivos.

• Cuanto más cerca del agua o de la nieve se esté, también hay que tener mayores cuidados corporales por los daños que puede producir el fuerte reflejo de esos elementos (ver suplemento).

• Como se menciona, la exposición entre las 10.00 y las 16.00 es la más perjudicial y no es recomendada (siempre hay que tener en cuenta las variables horarias locales). En ese horario la perpendicularidad de los rayos es mayor, caen más directamente sobre el cuerpo y hay que evitarlos.

• En cuanto al último punto, un buen indicador es la propia sombra: cuanto menor es nuestra sombra, es mayor la perpendicularidad de los rayos, por lo tanto mayor el peligro; en cambio, cuando nuestra sombra propia es mayor, estamos ante un sol más benigno.

• Evaluar, consultando a un médico, nuestro tipo de piel antes de elegir nuestra conducta ante el sol y los cuidados específicos que necesitamos.

• Existe también un cuidado corporal asociado al sol que podríamos denominar posterior a la exposición. Consiste en reparar algún daño producido por la exposición indebida o descuidada, y prepararnos para continuar con cuidados luego de eso. Para esto, existen muchos productos llamados "postsolares".

26 - ¿Cómo nos afecta la radiación solar?

La radiación UV-A (rayos ultravioletas tipo A), según estudios, es la más constante todo el año, y la que tiene más penetración en la piel, ya que llega a mayor profundidad y en mayor proporción. Por lo tanto, puede producir daños. Es fundamental procurarse protección y cuidado ante ella. Tiene una característica que puede llegar a ser preocupante: estos rayos no producen eritema (enrojecimiento), por lo tanto no se notan en lo inmediato y pueden producir efectos nocivos a largo plazo. Son, por esto, los rayos más "engañosos", y que actúan en silencio sobre nuestro cuerpo. Provocan también envejecimiento prematuro, riesgos cancerígenos y de lesiones celulares crónicas. Son altamente riesgosos porque los productos y los filtros no protegen del todo y absolutamente contra este tipo de radiación.

Los UV-B sí provocan el enrojecimiento y provocan picazón, dolor y posibilidad de melanoma; también son los rayos que producen el bronceado, pero hay que cuidarse de ellos. Los UV-C son filtrados por la capa de ozono.

Los peligros de los rayos son que la piel trabaja durante el día para protegerse, de manera, digamos, natural y espontánea, pero a la noche trabaja para regenerarse. Por lo tanto, todo "trabajo" y cuidado postsol actúa bien durante la noche (mientras que la protección y el filtro acompañan el trabajo de la piel durante el día). En general, todo lo que es postsolar ayuda a reconstituir funciones, fuerza y barreras protectoras de la piel y el organismo. Y a refrescar y calmar dolores o lesiones.

27 - La celulitis: ¿qué es y cómo enfrentarla?

Se define como celulitis a un conjunto de trastornos que ocurren en el tejido conectivo cutáneo y subcutáneo (dermis o hipodermis), de origen multifactorial (por varios factores) que termina provocando una manifestación en la piel conocida comúnmente como piel de naranja. ¿Cómo se forma?

El corazón envía sangre limpia a través de las arterias. A lo largo de su trayecto éstas se van adelgazando hasta formar capilares arteriales cuyas paredes, más finas que un cabello, permiten un contacto íntimo entre sangre y tejidos. Por medio de estos capilares la sangre aporta al organismo el oxígeno y los nutrientes. Los capilares venosos, en cambio, tienen la función de recoger los productos de desechos y conducirlos hacia los órganos encargados de expulsarlos del circuito. El lugar donde los capilares venosos y arteriales intercambian sus componentes "oxígeno - nutrientes" por "desechos - toxinas", es juntamente en el líquido intersticial o fundamental del tejido subcutáneo.

Si se produce un déficit de irrigación o la cantidad de toxinas incorporadas es tan grande que supera la capacidad normal de eliminación de los capilares venosos, la precisión del sistema falla y se altera el equilibrio del tejido. Los elementos de desecho no pueden ser correctamente eliminados y se acumulan en la sustancia fundamental cada vez más densa. Los nutrientes continúan llegando a las células, por lo que éstas siguen generando grasa que se deposita en su interior. Se produce un aumento de los adipositos ejerciendo una gran presión en la zona. El oxígeno y los nutrientes empiezan a llegar con dificultad. Los fibroblastos producen fibras de colágeno, elastina y mucopolisacáridos defectuosos. La sustancia fundamental es un entramado cada vez más espeso. Se van creando redes que atrapan en su interior grupos de adipositos engrasados formando micronódulos y macronódulos que van invadiendo la dermis, dando lugar a la "piel de naranja".

En mayor o menor medida, la mayoría de las mujeres padecen celulitis o adiposidades localizadas. Cuando hablamos de celulitis, hablamos de una alteración del tejido subcutáneo adiposo (tejido que une los órganos entre sí), en el que se produce hipertrofia (aumento de tamaño), deformación, alteraciones de la permeabilidad capilar y endurecimiento de la red de fibras pericapilares (capilares superficiales).

Por el contrario, cuando hablamos de adiposidades localizadas se trata de acumulación de tejido adiposo. En estas personas la piel se presenta más fina mientras que en aquellas que padecen celulitis se caracteriza por su aspereza y mayor consistencia, la ya mencionada "piel de naranja".

La celulitis puede presentarse en personas obesas y en personas delgadas, ya que la capa de grasa subcutánea donde se forma el proceso celulítico existe en toda persona independientemente de su peso. La lucha contra este tipo de afecciones será exitosa si se realiza en conjunto entre paciente y esteticista o especialista, ya que mediante la evolución de la tecnología, el instrumental y las sustancias que se utilizan, es posible mejorar estas zonas siempre que el paciente tome conciencia de la importancia de realizar actividad física, una dieta adecuada y hábitos saludables en general.

Existe una gran variedad de tratamientos por realizar en forma personalizada. Para preparar la piel para cualquier tipo de tratamiento se realiza un dermopulido o pulido de la piel sobre la zona específica por tratar con un producto exfoliativo, permitiendo así el desprendimiento de las células muertas y consecuentemente dejando una piel suave y libre de impurezas. Luego el tratamiento se basará en diferentes métodos dependiendo de cada caso por tratar.

Tipos de terapia para la celulitis

• **Termoterapia:** la aplicación de calor produce una vasodilatación en especial a nivel capilar. Esto origina aumento de la circulación sanguínea, mayor aporte de nutrientes y oxígeno y una mayor eliminación de toxinas.

• **Crioterapia:** esta técnica basada en la aplicación de frío es recomendada en casos de problemas circulatorios que traen como consecuencia la congestión de los miembros inferiores (piernas), de atonías del tejido y musculares (flaccidez), entre otras cosas. Generalmente, se realiza con vendajes que favorecen la circulación de retorno y estilizan el contorno corporal. Su efecto vasoconstrictor relaja las piernas cansadas y disminuye los edemas.

• **Lodo y arcilla:** el uso de estos productos contribuye a equilibrar la carencia de minerales en nuestro cuerpo, estimulando así la función de la piel, mejorando el riego sanguíneo y linfático, eliminando células muertas y aportando nutrientes que tonifican la piel.

• **Algas:** los envolvimientos con algas reabsorben los nódulos de grasa y revitalizan los tejidos ayudando a la eliminación de retenciones hídricas. Además de los efectos adelgazantes, reafirman los tejidos y aseguran una remineralización intensa dado que son una excelente fuente de vitaminas, minerales, oligoelementos y proteínas, los cuales incrementan la microcirculación sanguínea reequilibrando la piel y fortaleciendo sus defensas.

• **Iontoforesis:** es una técnica que permite la introducción de sustancias activas a través de aparatología específica en forma localizada.

• **Electroestimulación:** consiste en un aparato que ayuda a producir contracciones musculares. Estas contracciones no sólo favorecen la circulación en la intimidad de los tejidos y en el consumo de calorías sino que tonifican y fortalecen los músculos.

• **Drenaje linfático manual:** ya lo hemos comentado, son masajes mediante los cuales se hace reingresar el líquido retenido al aparato circulatorio para que luego sea eliminado a través de la orina.

• **Masaje:** igual; al intensificar la circulación y el metabolismo local ayudan a reabsorber las grasas e incrementar el consumo de calorías por el aumento de la actividad motora. Tienen además un efecto sedante y se pueden introducir principios activos específicos a través de la piel.

El objetivo de estos tratamientos es ayudar a eliminar el cúmulo de grasa localizada y estilizar el contorno corporal logrando una silueta más estética y también más saludable.

28 - *Las estrías*

Se conoce como estrías a aquellas líneas que presenta la piel en forma de cicatrices y que generalmente aparecen en la pubertad, después de un aumento considerable de peso (obesidad), embarazos, o en toda distensión exagerada. En su formación intervienen dos factores: los hormonales (se manifiestan en la pubertad, el embarazo o en pacientes que se tratan con corticoides) y los de distensión (las huellas del embarazo).

Las estrías se instalan en el abdomen, glúteos, músculos, región lumbar, brazos, antebrazos y piernas. En su distribución siguen la línea perpendicular al eje de mayor tracción, siendo la dirección según la región, por ejemplo: las mamas son radiales convergentes hacia el pezón. Se ven en ambos sexos pero afecta más al femenino.

En su forma son casi siempre múltiples y generalmente simétricas pudiendo afectar a una o varias partes del cuerpo. La epidermis se ve normal o ligeramente adelgazada.

El color en los estados iniciales es azulado o violáceo, con buen pronóstico para tratamientos estéticos.

El tratamiento de estrías deber ser fundamentalmente preventivo, es decir, tratar la piel para las posibles distensiones. Una vez producida la ruptura fibrilar, el tratamiento es más difícil. No obstante, puede procederse a efectuar maniobras para facilitar una mejor circulación y una dilatación de los vasos que rodean la lesión dérmica y así estimular la actividad celular. Esta acción física conseguida manualmente y con la eficaz ayuda de aparatología debe ser completada con la acción de los productos cosméticos específicos.

¿Cómo prevenir las estrías?

Es difícil tratar con éxito una estría ya instaurada, por ello es muy importante prevenir su aparición. En la mujer embarazada, el aumento de peso no deberá exceder los 10 kilos. Durante la época de postparto se aconseja que se movilicen los músculos y el tejido cutáneo por manos expertas, lo que ayudará a conservar la flexibilidad. Un adelgazamiento debe ser progresivo, especialmente después de los cuarenta años. Los tratamientos cosméticos aplicados antes de la aparición de las estrías son muy eficaces. El sol aumenta la sequedad de la piel favoreciendo la estría. El masaje y el ejercicio físico activan la circulación sanguínea y tersa la piel.

Las mamas

Las mamas inician su desarrollo durante la pubertad, entre los diez y doce años. Los factores genéticos y hormonales son los que determinan el volumen y la forma. La firmeza de la mama viene dada por el tipo de tejido que la envuelve. Si predomina el tejido conjuntivo, la mama será de una consistencia normal. Si predomina el tejido adiposo, la mama será más blanda. Las mamas están íntimamente ligadas al sistema endocrino, muy especialmente con el ovario, tiroides e hipófisis. Las mamas son blanco de un envejecimiento prematuro que produce una pérdida de su turgencia y tono. Pierden la consistencia principalmente bajo la influencia de los embarazos, como consecuencia del adelgazamiento brusco y por la práctica de deportes violentos. Esta pérdida progresiva de firmeza da lugar a su aflojamiento. En realidad se producen una serie de cambios en el tejido conectivo cutáneo ya que la glándula mamaria está rodeada por la piel, que constituye su sostén natural. Por ello, cualquier factor que modifique los elementos constituyentes del tejido conectivo dará lugar a la aparición de esta pérdida de firmeza de las mamas. En estética sólo se puede trabajar el aflojamiento de la mama donde se pueda recurrir a ciertos cosméticos especializados, algunos recursos como masajes y aparatología adecuada que en alguna medida pueden ayudar a fortalecerla. Todo tratamiento de mamas tiene un mejor resultado si es preventivo.

Son factores desencadenantes de los problemas en la estética de las mamas:

• El sistema endocrino.
• Malformaciones óseas.
• Deficiencias musculares.
• Maternidades frecuentes.
• Pérdida de la elasticidad de la fibras cutáneas.
• Envejecimiento, deshidratación de la piel.
• Trastornos circulatorios.
• Adelgazamientos bruscos.
• Falta o mala utilización de un buen soporte (sostén).

29 - *La flaccidez corporal*

Se entiende como flaccidez a la baja calidad del tono muscular de nuestro cuerpo, pudiendo presentarse en forma generalizada o localizada. La flaccidez corporal se interna en nuestro cuerpo en forma agresiva debido a distintas circunstancias, entre las más comunes encontramos: cambios bruscos de peso, embarazos o exposición excesiva al sol.

Todo esto conlleva también a deshidratación y envejecimiento prematuro de la piel, sedentarismo, enfermedades que comprometan la musculatura ya sea por falta de movimiento o por ciertos medicamentos (corticoides).

La elasticidad de la piel es una propiedad mecánica debida a la presencia de la elastina, proteína situada en la dermis. Uno de los procesos más importantes que también produce modificaciones en el tejido conectivo es el envejecimiento cutáneo, que es un proceso fisiológico que provoca cambios morfológicos en la piel. Los factores causantes del envejecimiento cutáneo pueden ser intrínsecos, propios del paso natural del tiempo y extrínsecos, que son factores externos que aceleran este proceso. El agente externo más importante y principal causante de este envejecimiento es la exposición solar.

En cuanto a la prevención, para evitar esta pérdida de elasticidad de los tejidos, debemos tener en cuenta todos los factores que modifican este tejido conectivo. En primer lugar, debemos paliar los efectos producidos por causa del envejecimiento fisiológico y evitar o paliar los producidos por agentes externos. También debemos prevenir la aparición de celulitis y que durante el adelgazamiento pueda reestructurarse el propio tejido conectivo de la dermis, evitando así la aparición de las estrías y flaccidez en las mamas. Los casos más frecuentes por tratar en donde encontramos flaccidez son:

- Aflojamiento de mamas y glúteos.
- Flaccidez de abdomen.
- Flaccidez cutánea generalizada.

30 - *Causas de obesidad*

Entendemos por obesidad cuando el aporte calórico es superior al gasto energético, y la consecuencia será el aumento del tamaño de los adipositos, lo que se va a traducir en un aumento de los depósitos de grasa del organismo, determinando un exceso de peso. La grasa del cuerpo humano debe oscilar entre 12 y 25% del peso total y se habla de obesidad cuando el porcentaje sube más del 30%. La cantidad de grasa corporal varía según la edad, el sexo y grado de actividad física. En el hombre: 12% de grasa de su peso corporal. En la mujer: 25% de grasa de su peso corporal.

Las causas en el desarrollo y mantenimiento del sobrepeso por acumulación de grasa tienen factores muy diversos que pueden ser:

• Constitucionales: regido por un factor genético. Determina que de padres no obesos, hay un 10% de descendientes obesos. De un padre obeso un 50% de sus descendientes serán obesos; y de dos padres obesos el 80% de sus descendientes serán obesos. Este tipo de obesidad está presente en el nacimiento, los recién nacidos pesan algo más del peso normal promedio. Esta obesidad puede quedar latente y sólo saldrá a la luz cuando ciertos aspectos de la vida lo impulsen a ello, estos factores son: hormonales, socioprofesionales, psicológicos.

• Factores sintomáticos: estos se dividen en factores exógenos y factores endógenos. Los exógenos son sobrealimentación, dieta hipercalórica, hábitos, etcétera; son propios de ambos sexos y de todas las edades.

• Factores hormonales: pubertad, embarazo, anticonceptivos, menopausia.

• Factores socioprofesionales: actividad social, matrimonio, cambios de trabajo, etcétera.

• Factores psicológicos: situación depresiva importante como puede ser un divorcio, la muerte de un ser querido, etcétera; allí nace una apetencia excesiva ante los alimentos.

• Por medicamentos: la mayoría de los medicamentos que producen el aumento del peso lo hacen estimulando la ingesta. En cuanto a las hormonas anabolizantes, el aumento de peso que produce es por aumento de la masa muscular y por una fuerte retención de agua. Los estrógenos producen aumento de peso por retención y por aumento de la masa magra.

• Factores endógenos, como los endocrinos (menos del 1% de las obesidades), pueden ser causadas por enfermedades de la suprarrenal, hipófisis, tiroides, etcétera.

• Sexo: las niñas poseen un poco más de grasa que los niños, especialmente en el pliegue cutáneo de las nalgas, que es ligeramente más grueso.

• Edad: a partir de la pubertad el peso de la masa adiposa aumenta progresivamente, pero la masa magra disminuye proporcionalmente con la edad, por ello, con el envejecimiento, el peso lógicamente debe disminuir.

• Climatéricas: a veces se alteran las proporciones estéticas del cuerpo con tendencia a la obesidad, sin modificar la dieta. Esto puede ser por retención o por alteraciones metabólicas originadas por disminución del anabolismo.

• Por síndrome premenstrual: esto atañe de forma directa al 30% de las mujeres. La persona aquejada de este síndrome puede engordar de 1 a 3 kg en víspera de la menstruación y durante más tiempo si son obesas.

Distintos tipos de obesidad

La grasa no es homogénea; se distribuye por todo el cuerpo en varias regiones por lo que se puede clasificar en categorías androide, ginecoide y generalizada:

• **Obesidad androide:** afecta la zona superior del cuerpo (espalda, hombros, brazos, tórax, abdomen). Son personas de cuello ancho y corto por lo general. En la nuca tienen acumulo de grasa denominados jiba de bisonte, más frecuente en el sexo masculino.

• **Obesidad ginecoide:** en este tipo de obesidad, las grasas se instalan en las zonas medias inferior del cuerpo (abdomen, caderas, pelvis, nalgas, rodillas y hasta piernas). Es más frecuente en el sexo femenino.

• **Obesidad generalizada:** se aprecia en personas que se ven como de buen humor y comilones. Todo el tejido hipodérmico está proporcionado en el reparto de las grasas.

Alteraciones a consecuencia de la obesidad:
• Hipertensión arterial.
• Arteriosclerosis
• Pie plano.
• Aumento de lordosis cervical, artrosis de rodilla y tobillo.
• Estreñimiento.
• Diabetes.
• Estrías atróficas, celulitis, etcétera.

31 - La utilización del barro en los tratamientos de belleza

El barro logra eliminar las imperfecciones cutáneas y además nos relaja. La utilización del lodo con fines estéticos es antiquísima y actualmente se le reconoce como una de las mejores terapias en materia de salud y belleza. Los baños de lodo, las mascarillas faciales y corporales de arcilla, la incorporación de las algas en múltiples tratamientos y muchas otras terapias del mismo estilo, tan de moda actualmente, no son más que una versión moderna de conocimientos ancestrales.

A la fangoterapia aplicada a la belleza se le atribuye el poder de disminuir las arrugas y surcos, además de tonificar y hacer más elásticos los tejidos en forma natural.

Los fangos poseen un alto contenido de sales minerales y oligoelementos, también llamados biocatalizadores, ya que es necesaria su presencia para que se produzcan las reacciones químicas que afectan el metabolismo celular.

La composición de los fangos varía de acuerdo con las características de su lugar de origen. Por ser un producto natural, sus componentes se incorporan a la capa de la dermis sin inconvenientes, logrando así los efectos deseados con mayor eficacia que cualquier producto sintético. Además, el barro no posee efectos colaterales que dañen la piel.

¿Cómo puede ayudarnos a cuidar la piel y combatir las arrugas?

Existen dos tipos de barros para los tratamientos de belleza: el fango o lodo y la arcilla.

El lodo es el extraído del fondo de los mares o lagos, y que por esto tiene gran carga de elementos orgánicos "detritus", mientras que las arcillas son halladas en zonas secas de la tierra.

Tanto uno como el otro son una mezcla de minerales, dependiendo su color del mineral predominante.

El fango termal resulta muy eficaz en la lucha contra las arrugas, puesto que proporciona magnesio, cobre y zinc (que son estimuladores de la producción de colágeno y elastina) y silicio. Todos estos elementos retardan el proceso de envejecimiento de las células, revitalizándolas y fortaleciendo la tensión de la piel y de los delicados músculos de la cara. El fango termal también reduce la flaccidez y actúa contra las estrías y celulitis, etc. Además de revitalizar, el fango elimina las impurezas y suaviza incluso zonas tan rugosas como rodillas, codos y pies.

¿De qué forma se aplican?

• **Mascarillas para el rostro:** El rostro es nuestra carta de presentación ante los demás, es la parte del cuerpo que más nos suele preocupar y en la que más solemos pensar cuando hablamos del tema de la belleza, por lo que vamos a ver varios métodos y técnicas para mejorar su irrigación sanguínea, su humectación y su apariencia en general.

• **Mascarilla para pieles sensibles:** Para los rostros de pieles secas y sensibles debe amasarse una mezcla de arcilla fina de uso interno con salvado de avena molido finamente, aceite de almendras dulces y unas gotas de aceite esencial de caléndula. Dejar actuar sobre el rostro durante 20 minutos y luego retirar con ayuda de un algodón embebido en agua natural de rosas.

• **Mascarilla para pieles grasas:** Para pieles con exceso de oleosidad, debe mezclarse arcilla con algas marinas y agua mineral, hasta obtener una pasta consistente. Dejar actuar sobre el rostro durante 20 minutos y luego retirar con ayuda de un algodón embebido en agua natural de rosas.

• **Mascarilla para pieles mixtas:** Para pieles mixtas, es decir, con frente, párpados y mejillas secos pero oleosidad en zonas de nariz y mentón, se recomienda preparar arcilla con una cucharadita de aceite de almendras dulces, alga espirulina en polvo y una cucharada sopera de levadura de cerveza. Dejar actuar sobre el rostro durante 20 minutos y luego retirar con ayuda de un algodón embebido en agua natural de rosas.

• **Mascarilla contra las ojeras:** En este caso, la simple aplicación de arcilla terapéutica preparada como un lodo suave por las noches va a aclarar rápidamente la zona, ya que mejorará la circulación. Pero para resolver el problema de fondo deben hacerse aplicaciones por las noches de emplastos tibios sobre la zona renal.

Para pieles desvitalizadas, o después de una mascarilla de limpieza, preparar un agua arcillosa con: arcilla en polvo, solución de cloruro de magnesio, sal marina, jugo de zanahoria y jugo de limón. Humectar la zona del rostro y cuello con esta preparación antes de ir a la cama. Esta mezcla debe conservarse en el refrigerador.

32 - Protección capilar

El cabello es uno de los aspectos de nuestro cuerpo que más cambios y modificaciones nos permite realizar para alterar nuestro aspecto y parecer más bellas y jóvenes. Un buen corte, un buen peinado, un cambio de color puede hacernos aparentar varios años menos y lucir más elegantes.

Corto, largo, planchado, rizado, con reflejos, teñido... la lista de opciones es extensa y el límite de la exploración es nuestro deseo y la habilidad de nuestro peluquero. Por supuesto que cada una de nosotras sabe qué corte de cabello va mejor con la forma de nuestro rostro, con nuestra figura o con nuestra altura.

Pero para poder experimentar con el cabello nos tenemos que preocupar de que el mismo luzca radiante, brillante y sano. Para ello, tengamos en cuenta estas sugerencias:

• Mantenerlo limpio y peinado.

• El champú y el acondicionador capilar que empleemos deben ser de buena calidad y deben otorgar al cabello fuerza y brillo.

• Un peluquero o un dermatólogo podrán asesorarnos sobre qué tipo de productos debemos emplear si nuestro cabello es seco, graso, fino, si está debilitado, florecido o tiende a la caída.

• Un correcto lavado empieza por humedecer el cabello usando agua tibia (nunca muy caliente); aplicar el champú con los dedos, masajear y dejar actuar un minuto; enjuagar dejando correr abundante agua por el cabello y retirar el exceso de agua con una toalla, presionando con las manos pero sin retorcer el cabello para no dañarlo. Posteriormente se extiende el acondicionador a lo largo del cabello, pero no sobre el cuero cabelludo. Se deja actuar 3 minutos y se enjuaga.

: Rutinas de ejercicios

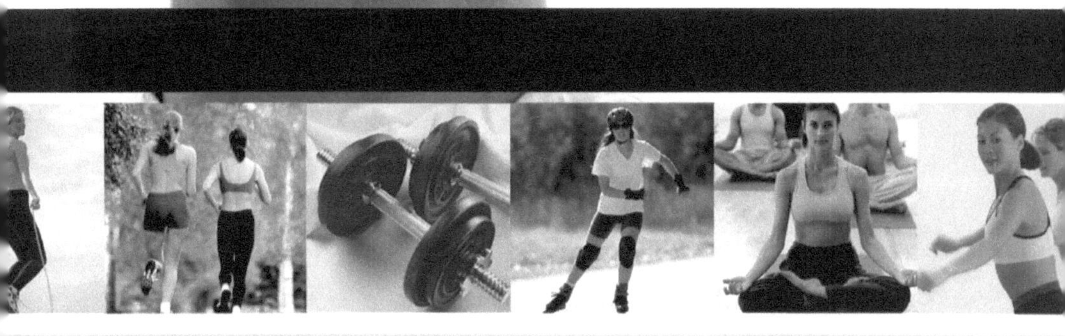

Rutinas de ejercicios

33 - *La necesidad de recurrir a la combinación de ejercicio y dieta*

Cuando hemos notado que la ropa ya no nos queda tan bien como antes, o que se nos han formado antiestéticos rollitos en la cintura, o en las caderas, podemos acudir a la combinación de oro: dieta y ejercicios.

Hacer ejercicios implica también un compromiso tenaz, pero el resultado siempre aportará, además de la baja de peso, el mejor aspecto con un cuerpo tonificado y con una postura corporal agradable. Y esta dupla de ejercicios y dieta funciona complementariamente: si somos incapaces de

sacrificar nuestros hábitos alimenticios, o de contar efectivamente las calorías que llevamos a la boca, podemos recurrir
a un entrenamiento físico más intensivo.

Por el otro lado, si nos cuesta seguir una rutina física exigen-
te, la dieta que tendremos que seguir será más rigurosa.

Huelga decir que lo ideal es hacer una elección cuidadosa y
saludable de las comidas que tomamos y, a la vez, tener una
actividad física adecuada a nuestra edad y a nuestro cuerpo.
Los ejercicios físicos son un aliado excelente para perder
peso, por dos razones fundamentales:

• Hacen que el metabolismo se acelere y que el organismo
gaste más calorías de las que consume, por lo que inevitable-
mente se pierde grasa y por lo tanto kilos.
• Evitan que en el futuro el peso fluctúe, pues sustituye la
grasa con masa muscular (cuyo mantenimiento tiene un
mayor requerimiento calórico).

34 - *Los beneficios del ejercicio en nuestro cuerpo*

Las dietas para adelgazar que se ocupan únicamente de reducir la ingesta calórica, sin incluir ningún tipo de actividad física, suelen ser ineficaces porque un 25% de ese peso perdido
puede ser de masa muscular.

Aunque en la báscula en la que nos pesamos indique que
hemos bajado de peso, puede que los porcentajes del cuer-

po (es decir, el porcentaje de grasa respecto al peso total en relación con el porcentaje de masa muscular) hayan incluso empeorado, porque se ha perdido masa muscular. Dado que el ritmo metabólico basal (RMB) está directamente relacionado con el porcentaje muscular que se tenga en el cuerpo, si se pierde masa muscular, el RMB será más lento, por lo que se consumen menos calorías.

En pocas palabras, si se pierde músculo se tiene muchas posibilidades de volver a engordar.

La clave para no volver a engordar a largo plazo consiste en darse cuenta de la importancia de mantener o aumentar la cantidad de fibra muscular del cuerpo. Al desarrollar músculo o aumentar su porcentaje, se aumenta el ritmo metabólico, que es el consumo de calorías que el cuerpo necesita para sostener sus funciones, lo cual ofrece muchas posibilidades de mantenerse en ese peso a largo plazo.

Dado que el RMB constituye entre el 60 y el 70% del consumo energético diario, incluso un modesto incremento del RMB puede alterar positivamente los porcentajes del cuerpo. Aunque hay otros factores como la edad y la genética que también determinan el RMB, el porcentaje de masa muscular es un factor que no se debe pasar por alto. Al subir el ritmo metabólico, se quemarán más calorías durante todas las actividades, incluso al estar sentados, tumbados y durmiendo.

Por cada 400 gr de masa muscular que se añade, el cuerpo consume 35 calorías al día, o lo que es lo mismo entre 1,2 y 1,6 kg de grasa al año.

Debemos tener esto muy en la cabeza cuando no encontramos tiempo ni ganas para comenzar una actividad física.

35 - *¿Cómo empezar a ejercitarnos?*

Para adelgazar necesitamos, fundamentalmente, realizar alguna actividad aeróbica, que son las que requieren una mayor oxigenación de los tejidos, con el consiguiente mayor consumo de calorías. Esas actividades pueden ser:

• Correr
• Caminar
• Nadar
• Andar en bicicleta

La frecuencia requerida es de unos 40 minutos diarios, y pueden, por supuesto, combinarse (podemos dar caminatas tres veces por semana, alternándolas con visitas al natatorio, o paseos en bicicleta).

De igual manera, es importante saber que en los ejercicios más que la cantidad importa la constancia con la que se hagan.

Una buena manera de ver los resultados es medirlos cada 30 días. Y no con la balanza. Porque el ejercicio físico aumenta la masa muscular, que es más pesada (y consume más calorías) que las partes lipídicas y grasas. Nuestro progreso se verá más con un centímetro para medir nuestros muslos o cintura, que veremos cómo paulatinamente se van reduciendo.

36 - *Un buen comienzo*

El ejercicio incrementa el consumo de calorías y evita la pérdida de masa ósea que se produce al perder peso. Pero a veces nos cuesta, no encontramos el momento o el lugar para comenzar a realizar esos ejercicios que nuestro cuerpo necesita.

Debemos proponernos, como en el caso de las dietas, metas sencillas, que aunque nos exijan dedicación y voluntad no nos desalienten por estar demasiado lejanas.

Para comenzar van estos dos consejos iniciales:

• Usar ropa adecuada. Si queremos empezar con una rutina de ejercicios debemos usar ropa cómoda y holgada. Sobre todo el calzado, debe ser muy cómodo. Siempre que podamos usaremos zapatillas deportivas.

• Conocer y tener presente la lista de quemas de calorías que cada actividad física implica. Esto nos estimula a seguir cuando estamos cansados.

37 - *A caminar*

Una actividad tan simple como caminar puede ayudarnos a quemar esas calorías que a veces consumimos de más, además de generar un benéfico efecto de despeje de nuestra mente.

Se recomienda empezar con 20 minutos diarios durante la primera semana, incrementado 10 minutos diarios hasta llegar a una hora.

Antes de cada caminata debemos hacer 5 minutos de estiramientos y caminar los primeros 5 minutos muy despacio. Al terminar volvemos a bajar nuestra velocidad de caminata los últimos 5 minutos y reiteramos los estiramientos musculares. Esta precaución protege los cambios de ritmo cardíaco y los posibles calambres.

Es fundamental la constancia para obtener resultados. Lo ideal es hacer esto todos los días, descansando si queremos una vez a la semana. Tenemos que intentar que esta actividad se transforme en un hábito.

La postura: debemos caminar con la espalda erguida, contrayendo los músculos abdominales. La respiración debe ser profunda y consciente.

38 - Tips para caminatas efectivas

• **Ejercicios adicionales:** mientras caminamos es aconsejable no mantener los brazos quietos. Si dejamos los brazos colgando corremos además el peligro de que éstos, por la posición mantenida durante una hora, se hinchen y comiencen a molestar. Los brazos deben estar en movimiento, constantemente, llevados hacia delante y hacia atrás, lo que ayuda también al trabajo de los músculos abdominales. Debemos mantener codos cerca del cuerpo y mover los brazos hacia adelante y hacia atrás, pero sin cruzar la línea central del cuerpo y sin subirlos más arriba del pecho.

• **El uso de un calzado adecuado:** es muy importante llevar zapatillas adecuadas cuando empezamos a caminar como ejercicio. Las suelas deben ser flexibles, deben ser la talla correcta y deben ser renovadas al año de uso. Hoy las grandes marcas diseñan zapatillas especiales que amortiguan el impacto del pie contra el suelo, para evitar lesiones en pies y rodillas.

• **Hidratarnos bien:** es importantísimo beber agua antes, durante y después de nuestra caminata. Como pauta, podemos beber un vaso de agua 10 minutos antes de empezar a caminar, un vaso cada 20 minutos y al terminar, uno o dos vasos más. Se recomienda evitar bebidas con cafeína antes de ejercitarnos, porque al causar una pérdida de líquidos, tendremos más sed y es posible que la vejiga empiece a molestarnos antes de finalizar.

• **Para evitar accidentes:** si nos proponemos caminar o trotar de noche, lo recomendable es llevar ropa deportiva de colores fosforescentes, para poder ser avistados desde lejos.

• **Protegernos del sol:** en verano es imprescindible un gorro que proteja nuestra cabeza de las posibles insolaciones.

• **Relajación y flexibilidad:** es importante cuidar los movimientos de nuestro cuerpo al caminar, adquiriendo un ritmo adecuado a nuestras posibilidades. Cuidar de que la distancia entre paso y paso nos resulte cómoda, ya que si exageramos podemos dañar nuestros pies y los músculos de nuestra pantorrilla. Además, no aumentamos nuestro gasto calórico ni los beneficios del ejercicio por dar grandes pasos.

• **Reponer minerales:** si estamos en un plan de caminatas largas, que excedan las dos horas, es aconsejable consumir bebidas isotónicas para deportistas.

• **Una buena postura:** mantener la cabeza en alto y la espalda erguida nos ayudará a respirar bien y a mantener la línea corporal. La barbilla arriba, en paralelo al suelo y los ojos mirando unos 3 metros adelante. Si caminamos inclinados hacia adelante o hacia atrás podemos causarnos una lesión de espalda o cuello. Una buena opción, que nos indica de paso que estamos caminando bien, es imaginar que somos más altos de lo que realmente somos.

• **Un día de descanso:** el exceso, a veces, de actividad física puede tener consecuencias que no son las buscadas. Por otro lado, psicológicamente puede que empiece a resultarnos agobiante el ejercicio si lo hacemos todos los días. Un día de licencia a la semana puede ser la solución que equilibre, para que el cuerpo y los músculos se reparen.

39 - Hábitos saludables para mejorar los músculos

• Usar las escaleras siempre que podamos: dejemos el ascensor para los que pueden darse el lujo de acumular grasa.

• En nuestra vida cotidiana, hacer caminando todos los trayectos que podamos. Prescindir de vehículos por tramos de menos de 1 kilómetro. Organizar nuestro tiempo para poder hacerlo.

• Como regla general, movernos 10 minutos por cada hora que estemos inactivos.

• Hacer abdominales: 3 series de 16 abdominales cada mañana ayuda a mantener los músculos tonificados y no nos lleva más que 10 minutos.

• Usar la bicicleta como actividad recreativa de los fines de semana.

40 - *La actividad física con complementos y pesas*

Con una hora de ejercicio aeróbico de intensidad moderada se consumen aproximadamente 300 calorías, y si es lo suficientemente intenso, se mantiene un alto nivel de metabolismo durante varias horas después de la actividad. Puede ser el efecto de intensificación de la actividad metabólica de corta duración dado que puede suceder que nos cueste más con sólo actividades aeróbicas desarrollar fibra muscular.

Es innegable que el ejercicio aeróbico aporta grandes beneficios para la salud, pero tal vez sea recomendable añadir otro tipo de ejercicios tendientes a formar masa muscular, porque ésta, de forma automática, consume metabólicamente más calorías.

Los adultos perdemos al año gran cantidad de músculo por falta de uso, lo cual explica, en parte, la disminución del ritmo metabólico de 1 a 3% por cada década de vida. Esta es la razón por la que, con los años, nos va costando más mantenernos delgados.

Todo esto sencillamente significa que se queman menos calorías porque los músculos se hacen más pequeños. Si seguimos comiendo tanto como antes las calorías que no se queman se almacenan en forma de grasa, y como tiene menor densidad que los músculos, puede que, aunque uno mantenga el mismo peso a lo largo del tiempo, la cintura por ejemplo experimente una continua expansión.

Aunque se queman calorías tanto con ejercicio aeróbico como con el levantamiento de pesas, con las pesas tenemos una ventaja adicional que reside en las calorías que seguimos quemando aún cuando no estamos en el gimnasio.

Con el entrenamiento de fuerza se pueden quemar más calorías después del ejercicio y a lo largo de más horas que con el ejercicio aeróbico.

En un estudio realizado con hombres y mujeres, se observó que al hacer un programa de fuerza intenso durante 60 minutos, con series entre 10 y 12 repeticiones y con descansos mínimos, su consumo metabólico subió aproximadamente un 9% durante las siguientes 15 horas después del ejercicio.

Muchas mujeres no van al gimnasio porque temen verse demasiado musculosas y poco femeninas. No obstante, es mejor aumentar mínimamente la masa muscular que aumentar la cantidad de grasa, aún teniendo el mismo peso corporal.

41 - *Beneficios de ejercitar con pesas y aparatos*

• Aumenta la capilatización, es decir, hay más capilares sanguíneos trabajando y el corazón debe trabajar con menor esfuerzo.

• Ayuda a evitar las contracturas musculares ya que mejora las funciones de eliminación de desechos (ácido láctico), y también mejora el intercambio gaseoso y de nutrientes.

• Ayuda a optimizar la proporción grasa-músculo.

• Da forma a los músculos y embellece las formas del cuerpo en general.

• Mejora la postura, y por consiguiente, la amplitud de la mecánica respiratoria, lo que a su vez permite mejorar el proceso de digestión y disminuir el estreñimiento.

: Dietas adecuadas

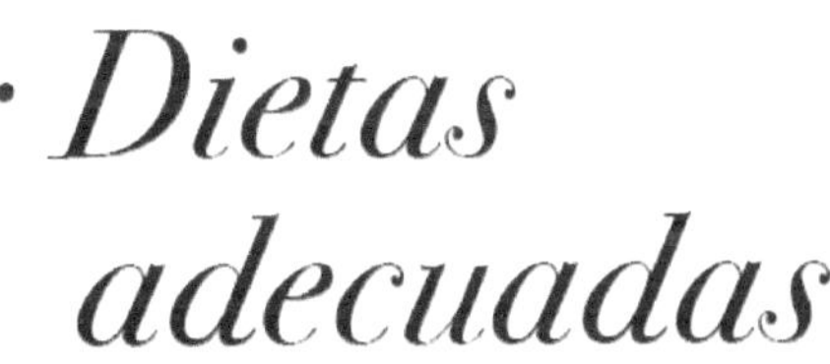

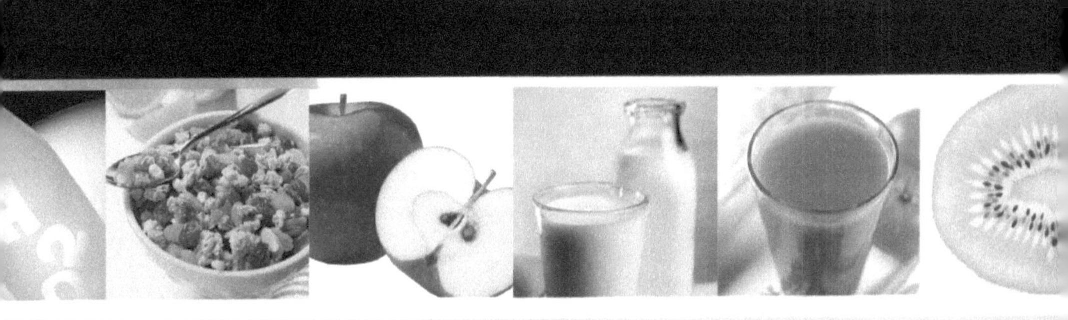

Dietas adecuadas

42 - Adquirir la rutina de la buena alimentación

La alimentación sana implica una mejor calidad de vida, por eso siempre es importante saber cómo debemos comer para así garantizar nuestra salud.

Hay métodos naturales que nos ayudan a combatir el sobrepeso y la obesidad, sin necesidad de hacer dietas que pongan en riesgo nuestra nutrición.

Esta serie de sugerencias pueden servir de guía:

• Evitar siempre los alimentos fritos o cocinados con mucho aceite. Incluso las ensaladas no deben aderezarse más que con una cucharada de aceite.

• Masticar completamente lo que comemos, además de hacerlo lentamente. La consigna es disfrutar de la comida y mantener una actitud menos ansiosa.

• No comer si nos sentimos afiebrados o mal de salud.

• No comer bajo estados de alta tensión emocional.

• No comer si no tenemos hambre, por el simple hecho de gratificarnos.

• No comer por gula o más allá de nuestras necesidades. Las disciplinas orientales sugieren comer sólo mientras la boca, ante la vista del alimento, produce saliva.

• Comer la fruta bien lavada y con cáscara, para aprovechar toda su fibra y sus nutrientes.

• No comer carne vacuna más de un par de veces por semana.

• Comer sólo alimentos totalmente naturales, evitando los enlatados o deshidratados.

• Evitar el consumo de alcohol, tabaco y otras sustancias intoxicantes.

43 - *Realizar 4 comidas diarias*

Disminuir esta cantidad implica bajar nuestro consumo metabólico y de ese modo nuestro cuerpo quemará menos calorías. Y, fundamentalmente, no debe saltearse el desayuno, porque el metabolismo funciona mejor si éste se consume, y porque de lo contrario, a la comida llegamos con más hambre y nos costará más mantener un consumo calórico equilibrado.

44 - *Adelgazar ordenamente y mantener el peso*

Esto está destinado a quienes deben bajar algunos kilos y no a las personas que son extremadamente obesas, quienes pueden bajar más en un principio.

Se calcula que para disminuir un kilo en una semana, debemos ingerir de 6000 a 7000 calorías semanales menos de las que comemos habitualmente.

Una vez alcanzado el peso deseado, es necesario seguir una dieta de mantenimiento, que puede consistir en una ingesta de bajo contenido calórico, pero menos extrema que en el período de adelgazamiento.

45 - *Cambiar los hábitos y elegir bien los alimentos*

Cuando encaramos un programa integral de reducción de grasa corporal, es fundamental aprender a reemplazar con inteligencia lo que usamos para alimentarnos o para gratificarnos. Para esto, unas premisas básicas son:

• Reducir las grasas de la alimentación: eliminar la manteca o margarina del pan, el queso de las comidas, reemplazar las frituras cocinando a la plancha o al vapor, aderezar las ensaladas con jugo de limón y nada o casi nada de aceite, no agregar cremas a las pastas, utilizar los cortes de carne más magros, y retirar la piel del pollo y del pavo.

• Elegir la versión reducida en grasas de los alimentos: por ejemplo, usar atún al agua en vez de al aceite, leche descremada, yogur dietético, margarina dietética, queso crema y mayonesa light. En algunos casos, después de un tiempo, las papilas gustativas y las vías intestinales se adaptan a una dieta baja en grasas, entonces las personas comienzan a rechazar una dieta con muchos lípidos, porque les produce indigestión y malestar estomacal. Cuando esto sucede podemos ver cómo nuestro cambio de hábito ya se ha incorporado a nuestro cuerpo y ya elegimos este estilo de vida diferente.

• Reducir la cantidad de azúcares simples refinados: no agregar azúcar al café, las frutas, los cereales, etcétera. En caso de que sea necesario, la podemos reemplazar con el aspartamo o los edulcorantes artificiales. Elegir las gaseosas light. Eliminar de la dieta habitual las golosinas, los postres, los helados, las galletitas, las frutas en almíbar, y dejarlos sólo para ocasiones especiales.

• Evitar el alcohol, porque tiene muchas calorías sin valor nutritivo.

• No saltearse ninguna comida, ayudando a veces con tentempiés a media mañana y a media tarde. Esto es porque comer incrementa el metabolismo y se queman más calorías. Un tentempié o colación debe ser algo liviano, sin gran aporte calórico pero que nos ayudará a llegar a las comidas principales con menos ansiedad.

• Debemos levantarnos de la mesa cuando ya nos sentimos satisfechos. Muchas veces en la sobremesa comemos por aburrimiento, o para seguir conversando. En ese caso, puede seguirse una sobremesa habiendo levantado los platos, frente a tazas de té de manzanilla con edulcorante.

• Condimentar las comidas para hacerlas más sabrosas. Con hierbas (perejil, estragón, tomillo, laurel), condimentos aromáticos (cebolla, ajo, limón, vinagre), y especias varias (canela, curry, azafrán).

• Comer mucha verdura. Si es cruda, mejor: ofrece muchos minerales y vitaminas, aporta las calorías necesarias y tiene poder satisfactor.

• Beber mucha agua, al menos dos litros diarios. Ayuda a eliminar los productos de desecho y los residuos de sal estancada en el cuerpo. Es ideal beber un vaso de agua antes de acostarse ya que diluye los ácidos úricos y otro por la mañana para combatir el estreñimiento.

• Comer medio pomelo o una naranja antes de la comida principal, o, en su defecto, un caramelo ácido. Está comprobado que disminuye la ansiedad y, por consiguiente, el hambre voraz.

• Evitar desquitarnos frente a la comida si estamos deprimidos o ansiosos. Mejor tomar un libro y una taza de té, hasta que nos sintamos mejor.

• Cambiar nuestros hábitos en pequeñas cosas: caminar más y tomar menos autobuses, comer más frutas que golosinas, tomar la escaleras en vez del ascensor.

46 - Una alimentación adecuada para combatir la celulitis

Controlar la celulitis requiere prevención y constancia. La primera medida por tomar es la de adoptar una adecuada alimentación, ya que existe una estrecha relación entre la cantidad de toxinas acumuladas en el cuerpo y la aparición de celulitis.

Podemos decir que las personas que sufren de estreñimiento son más propensas a padecerla. En general, los alimentos más idóneos son los que aportan pocas calorías y poseen propiedades diuréticas, favoreciendo así la actividad de los riñones.

Debe tenerse en cuenta que el régimen adaptado al tratamiento de la celulitis no es un régimen que apunta simplemente a que la persona pierda peso. Debe estar atento a ciertas necesidades naturales del organismo que padezca esta afección.

Reiteramos que la celulitis disminuye notablemente con la alimentación sana y equilibrada. Las dietas ricas en grasas saturadas, o regímenes de adelgazamiento drásticos, aceleran y empeoran la situación. Comer sano y variado es la mejor manera de ayudar al organismo a depurar toxinas y movilizar grasas.

Hay tres principios básicos para tener en cuenta a la hora de seguir un tratamiento de orden alimentario:

• El régimen por seguir debe ser rico en agua; de este modo se logra por un lado purificar el organismo forzando al riñón para que elimine más agua y, por lo tanto, más residuos tóxicos. Por otro lado, el agua extraerá la sal, limpiando las zonas con celulitis. Es aconsejable beber agua en el transcurso de las comidas, siempre y cuando la alimentación sea sin sal. Hay que destacar que el agua que ocupa permanentemente una parte del estómago desempeña la función de un corte de digestión natural. Es recomendable beber aguas minerales ligeramente diuréticas.

• El régimen por seguir debe ser pobre en sal, ya que ésta fija el agua en los tejidos. Por otro lado, el régimen sin sal no presenta ningún inconveniente y la alimentación ya aporta la suficiente cantidad de este mineral para las necesidades esenciales del hombre. La sal abre el apetito, pero la insipidez de los alimentos calma rápidamente el hambre. Es indispensable suprimir la sal adicional. Es importante aclarar que además hay que evitar los alimentos ricos en sal como ser los embutidos, los quesos, el chocolate, etcétera.

• Finalmente el régimen debe ser rico en proteínas animales, este es el principio básico de la dieta anticelulitis. A partir de exámenes de sangre practicados en una serie de mujeres con celulitis, se puede demostrar que, con mucha frecuencia, hay una disminución de proteínas en la sangre, lo cual implica predisposición hacia el edema. Las proteínas animales son alimentos que provienen de la carne animal, y pueden encontrarse tanto en la carne magra, como en la vacuna, en el pescado, los crustáceos, las aves, los huevos y los quesos. Cuando están combinadas con materias grasas (casi siempre) es necesario separarlas.

El tercer punto de un régimen anticelulitis es sumamente importante, ya que las proteínas son los únicos alimentos indispensables para el hombre, y que éste no sabe fabricarlas. Si el hombre carece de proteínas, reabsorbe sus propios músculos. Por lo tanto, un régimen con proteínas permitirá que los tejidos se adelgacen, sin reblandecerse demasiado. Completando el tema de las proteínas, agregamos que las mismas tienen una función antiedematosa. Aumentan la resistencia del organismo y disminuyen el apetito.

47 - *Alimentos a favor y en contra de la celulitis*

Los alimentos ricos en vitaminas y minerales (frutas, legumbres, verduras) poseen grandes propiedades beneficiosas para nuestro organismo: actúan como antioxidantes naturales, mejoran la circulación y el retorno venoso, limpian las arterias y retrasan el envejecimiento celular. Ofrecemos una lista de estos alimentos, con sus respectivas propiedades.

• Acelgas, laxantes y depurativas.

• Ajo, regula la circulación y limpia las arterias.

• Alcachofas o alcauciles, depurativa del hígado y laxante. Enemiga de los kilos.

• Apio, diurético, laxante y regulador hormonal.

• Arroz integral, rico en fibra, depurativo y laxante.

• Cebolla, regula la circulación y es diurética.

• Cereales integrales, ricos en fibra, laxantes y depurativos.

• Espárragos, diuréticos y laxantes. Protectores de los capilares.

• Espinacas, laxantes y depurativas.

• Fresas, diuréticas, ricas en vitamina C y antiinflamatorias.

• Kiwi, laxante y rico en vitamina C. Protector capilar.

• Limón, diurético y rico en vitamina C. Protector de las arterias.

• Manzanas, laxantes y digestivas.

• Pan integral, rico en fibra, depurativo y laxante.

• Piña o ananá, diurética y rica en enzimas digestivas.

• Sandía, diurética e hipocalórica.

• Zanahoria, laxante y rica en betacaroteno, vitaminas de la piel.

Entre los contraindicados para la celulitis están:

• Bebidas alcohólicas. Un vasito de vino o cerveza son diuréticos y contienen vitaminas y antioxidantes, pero superar esa cantidad por día tiene más inconvenientes que beneficios.

• Café, cacao y chocolate. Su contenido en excitantes fomenta la celulitis.

• Alimentos muy procesados. Están llenos de calorías vacías y grasas de origen dudoso.

• Dulces industriales. Azúcares sin vitaminas asociadas y gran cantidad de grasa.

• Proteínas (en exceso). Las proteínas son muy convenientes, pero un exceso sobrecarga los riñones y produce acumulación de toxinas.

• Sal. Suprimirla completamente porque favorece la retención de líquidos.

Hay que comenzar por restringir el consumo de alcohol, café, dulces y sal; los tres primeros porque dificultan el trabajo depurativo del hígado y en el caso de los dulces porque además contienen azúcares simples de rápida absorción.

En cuanto a la sal, porque favorece la retención de líquidos. Es recomendable sustituirla por limón y hierbas aromáticas. Además se deben evitar las grasas animales saturadas (mantequilla, embutidos) y comer sobre todo alimentos ricos en fibra como: legumbres, frutas, verduras y cereales integrales. También, se sugiere cocinar con aceite de oliva en proporciones moderadas, y beber entre comidas al menos dos litros de agua.

En cuanto al pan, es conveniente que sea siempre integral y consumido en cantidades discretas.

Para finalizar, agregamos que los lácteos son recomendados por su aporte de calcio, pero es conveniente que sean descremados.

48 - *Dieta depurativa*

Esta dieta es una opción para realizar una desintoxicación en el organismo. La idea es hacerla una vez a la semana, con el fin de depurar y desintoxicar todo el cuerpo, ayudándolo a eliminar los excesos y depurar las toxinas acumuladas durante siete días que se fijan en algunas zonas clave del cuerpo.

Para el día de la semana que se elija, se debe tener en cuenta lo siguiente: no se debe pasar hambre; se puede comer sin límite de cantidad, pero siempre que sea un alimento vegetal de temporada (frutas, verduras, hortalizas); es conveniente ingerir alimentos crudos, cocidos o en jugos y beber al menos dos litros y medio de agua.

Este día semanal bien puede ser una costumbre para toda la vida, ya que además de mejorar el aspecto de la piel, se gana en salud, vitalidad y energía.

49 - Dieta en períodos para combatir la celulitis

Cabe aclarar que este régimen no es recomendable practicarlo en forma aislada.

Para que esta dieta tenga real eficacia, la persona que padece celulitis debe acompañarla con un tratamiento general y local. En combinación con el tratamiento local, esta dieta dispone de tres períodos (de dos semanas cada uno).

• Primer período del régimen

Régimen de proteínas puras: durante dos semanas se pueden ingerir seis categorías de alimentos, en cantidad ilimitada, tan a menudo como se desee y también se pueden mezclar entre sí todos estos alimentos.

Se dispone de entera libertad para ingerir estas seis categorías de alimentos.

La carne vacuna

A la parrilla o hervidas, descartando antes de cocinar las materias grasas.

Los pescados

Pueden consumirse el lenguado, la merluza, el bacalao, la dorada, el salmonete, la lubina, la pescadilla y la raya.

También están permitidos las langostas, los langostinos, el cangrejo, la tortuga y las ostras.

Todos los pescados mencionados deben ser preparados sin grasas (hervido, a la parrilla, al horno, etcétera), nunca fritos.

Las aves de corral

Esencialmente el pollo, a la parrilla y consumido sin la piel. También se permiten el conejo y la carne de caza a la brasa.

Los huevos

Deben ser consumidos duros o pasados por agua.

Los quesos blancos

Cualquier queso que se elija, debe carecer de materia grasa.

Agua mineral

Dos litros de agua mineral por día.

Durante estas dos semanas, se puede consumir en forma moderada café, té y demás infusiones. Las mismas pueden ser endulzadas con un edulcorante dietético, pero sin azúcar. La sal debe ser sustituida por una sal dietética y la mostaza no debe contener sal.

Está permitido ingerir vinagre, pimienta y algunas hierbas (tomillo, laurel, romero...).

En cambio, el limón está prohibido (excepto sobre el pescado y en el té).

Descontando los alimentos mencionados, todo lo demás queda prohibido, incluso las frutas y legumbres.

• Segundo período del régimen

Después del último día de la segunda semana y hasta el último de la cuarta, el régimen basado en el consumo de proteínas, puede ser ampliado con verduras. Con respecto a aquellas que están permitidas, enumeramos las siguientes: tomates, pepinos, rábanos, chauchas, espinacas, ensaladas, espárragos, puerros, coles, champiñones, apios, hinojo, pimentones y calabazas.

Todas estas verduras pueden ser preparadas cocidas con agua, o bien crudas, preparadas con aceite de parafina. En este caso, las cantidades tampoco están limitadas. Pueden ser acompañadas con limón.

• Tercer período del régimen

Cuando han transcurrido cuatro semanas de régimen y se comienza con el tercer período, a las proteínas y legumbres, pueden añadírseles frutas. Sin embargo, en este caso, las cantidades sí están limitadas. Por otro lado, tampoco se pueden comer todos los tipos de frutas. Las permitidas son el pomelo y el ananá natural. Esto se debe a que se trata de frutas jugosas, refrescantes, pobres en calorías y que poseen enzimas particularmente favorables para el tratamiento. Las frutillas, los duraznos blancos y el melón también están autorizados, pero desafortunadamente no son frutas de todo el año.

Este régimen en períodos, de seis semanas en total, es un régimen tipo, conveniente para casos medios de celulitis, que afectan a mujeres cuyo peso es superior al normal.

50 - *Dieta para mujeres delgadas con celulitis*

En el caso de mujeres delgadas, es sumamente delicado prescribir un régimen, ya que se podría correr el riesgo de producir un adelgazamiento indeseable.

Por lo tanto, simplemente se sugiere un período de dieta de sólo nueve días. El mismo está compuesto por:

• Tres días de régimen proteico puro.

• Tres días de régimen proteico puro, más legumbres.

• Tres días de régimen proteico puro, más legumbres, más frutas.

Al finalizar este régimen, deberán proseguir este tercer tipo de régimen, mientras dure el tratamiento local. De este modo, el adelgazamiento será menos pronunciado.

www.ingramcontent.com/pod-product-compliance
Lightning Source LLC
Chambersburg PA
CBHW051212250726
48655CB00006B/2366